AF377710

Avances en miopatías inflamatorias

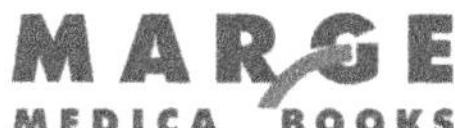

Avances en miopatías inflamatorias

Coordinadores:
Dr. Josep M. Grau
Dr. José C. Milisenda
Dr. Sergio Prieto-González
Dr. Albert Selva-O'Callaghan

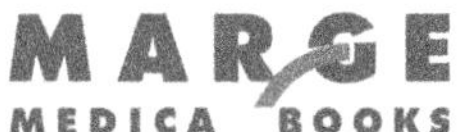

Colección: AVANCES EN ENFERMEDADES AUTOINMUNES SISTÉMICAS
Director: Dr. Ricard Cervera

AVANCES EN MIOPATÍAS INFLAMATORIAS
Coordinadores: Dr. Josep M. Grau, Dr. José C. Milisenda, Dr. Sergio Prieto-González, Dr. Albert Selva-O'Callaghan
1.ª edición 2017

© de esta edición, incluido el diseño de la cubierta, ICG Marge, SL

Edita: Marge Books
València, 558 – 08026 Barcelona
Tel. 931 429 486 – marge@margebooks.com
www.margebooks.com

Director editorial: Hèctor Soler
Edición: David Soler, Cristina Torres Murillo, Alba Megías
Colaboración técnica:
Compaginación: Mercedes Lara
Impresión: Safekat, SL (Madrid)

Edición impresa: ISBN 978-84-16171-33-0
Edición digital: ISBN 978-84-17313-06-7
Depósito Legal: B 6114-2017

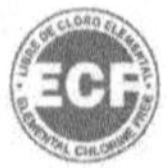

El papel empleado en este libro no ha sido blanqueado con cloro elemental (CI$_2$).

Índice

Autores

Maria Casal-Dominguez
National Institute of Arthritis and
    Musculoskeletal and Skin Diseases
National Institutes of Health
Bethesda (Estados Unidos)

María Jesús Castillo-Palma
Servicio de Medicina Interna
Hospital Universitario Virgen
    del Rocío
Sevilla

Eduardo Chinchilla Palomares
Servicio de Medicina Interna
Hospital Universitario Virgen
    del Rocío
Sevilla

Victoria Collado
Servicio de Reumatología
Instituto de Investigaciones Médicas
    Alfredo Lanari
Buenos Aires (Argentina)

Ana Isabel García-Díez
Servicio de Radiodiagnóstico
Sección de Radiología
    Músculo-Esquelética
Hospital Clínic
Barcelona

Francisco José García-Hernández
Servicio de Medicina Interna
Hospital Universitario Virgen
    del Rocío
Sevilla

Rocío González León
Servicio de Medicina Interna
Hospital Universitario Virgen
    del Rocío
Sevilla

Josep M. Grau
Consultor Senior de Medicina
    Interna
Catedrático de Medicina
Servicio de Medicina Interna
Hospital Clínic de Barcelona
Universidad de Barcelona
Centro de Investigación Biomédica
    en Red de Enfermedades Raras
    (CIBERER)

Andrés Hormaza-Jaramillo
Unidad de Enfermedades
    Autoinmunes Sistémicas
Servicio de Reumatología
Fundación Valle Del Lili
(Colombia)

Estíbaliz Iglesias
Unidad de Reumatología Pediátrica.
Servicio de Pediatría
Hospital Sant Joan de Déu
Esplugues de Llobregat (Barcelona)

Nerea Iniesta
Servicio de Enfermedades Autoinmunes
Hospital Clínic
Barcelona

Cándido Juárez
Hospital de Sant Pau
Universidad Autónoma de Barcelona
Barcelona

Moisés Labrador Horrillo
Sección de Alergias
Servicio de Medicina Interna
Hospital Vall d'Hebron
Universidad Autónoma de Barcelona
Barcelona

María Ángeles Martínez
Hospital de Sant Pau
Universidad Autónoma de Barcelona
Barcelona

José C. Milisenda
Unidad de Enfermedades Musculares
Servicio de Medicina Interna
Hospital Clínic
Barcelona

Pedro Juan Moreno
Unidad de Enfermedades Musculares
Servicio de Medicina Interna
Hospital Clínic
Barcelona

Iago Pinal-Fernández
National Institute of Arthritis
    and Musculoskeletal and Skin
    Diseases
National Institutes of Health
Bethesda (Estados Unidos)

Sergio Prieto-González
Servicio de Enfermedades Autoinmunes
Hospital Clínic
Barcelona

Julio Sánchez Román
Ex-Jefe de Sección y Coordinador
    de la Unidad de Colagenosis
Servicio de Medicina Interna
Hospital Universitario Virgen
    del Rocío
Sevilla

Albert Selva O'Callaghan
Médico Adjunto del Servicio
    de Medicina Interna
Unidad de Enfermedades
    Autoinmunes Sistémicas
Servicio de Medicina Interna
Hospital Universitario Vall d'Hebrón
Universidad Autónoma de Barcelona
Barcelona

Xavier Tomás Batlle
Servicio de Radiodiagnóstico
Sección de Radiología
    Músculo-Esquelética
Hospital Clínic
Barcelona

Vicenç Torrente-Segarra
Unidad de Reumatología Pediátrica
Servicio de Pediatría
Hospital Sant Joan de Déu
Esplugues de Llobregat (Barcelona)
Servicio de Reumatología
Hospital General Hospitalet-Moisès
    Broggi
Hospitalet Llobregat (Barcelona)
Profesor colaborador Grado
    de Fisioterapia
Universidad Internacional de Cataluña
    (UIC)
Sant Cugat del Vallès (Barcelona)

Ernesto Trallero Araguás
Médico Especialista en Medicina
    Interna
Unidad de Enfermedades
    Autoinmunes Sistémicas
Hospital Universitario Vall d'Hebrón
Universidad Autónoma de Barcelona
Barcelona

Josep Valls-Solé
Unidad de Electromiografía
Servicio de Neurología
Hospital Clínic
Universidad de Barcelona
Barcelona

Prólogo

El libro que tienen en sus manos constituye una de las pocas obras que aborda el tema de las miopatías inflamatorias de forma monográfica. En efecto, este es un tema de notoria importancia pero que pocas veces ha interesado demasiado a los especialistas en neurología, reumatología, inmunología o medicina interna. El hecho de que se haya conseguido que más de veinte especialistas en miositis participen en una misma obra monográfica, cada uno en su área, confiere un grandioso valor añadido a este libro.

En las miopatías inflamatorias no ocurre lo mismo que otras enfermedades autoinmunes, como lupus eritematoso, esclerosis sistémica, enfermedad de Behçet o síndrome de Sjögren, entre otras, donde existe experiencia abundante y bien contrastada en muchos grupos. Ello es debido en primer lugar a los diferentes criterios de clasificación, en segundo lugar al amplio diagnóstico diferencial que requiere un diagnóstico de certeza de miositis y en tercer lugar a la falta de criterios homogéneos no solo en el tratamiento, sino en el manejo global de las mismas.

Cuando a los coordinadores se nos planteó la posibilidad de escribir la presente monografía, tuvimos muy en cuenta los temas a tratar y los especialistas a quienes deberíamos pedir su colaboración. No pretendíamos repetir información que se puede encontrar en determinados libros de texto o en revisiones, por otra parte excelentes, sino diseñar una obra novedosa, con contenidos distintos a los habituales. Una vez decidido el temario, nuestro objetivo fue conseguir la colaboración de personas, que no solo fueran expertas en el tema, sino que además pudieran aportar conocimientos y críticas basadas en su propia experiencia. En el primer capítulo era necesario establecer la clasificación de las miositis, obviando las formas consideradas menores, como la miositis orbitaria, la miositis eosinofílica, la focal o la granulomatosa, entre otras. Los capítulos 2 y 3 deberían focalizarse respectivamente en la asociación miositis-cáncer y en la participación pulmonar en las miositis. Los avances en uno y otro capítulo han sido importantes en los últimos meses, y los autores llegan a proponer la actitud a seguir en el despistaje de una neoplasia oculta en algunos casos de miositis. De igual modo, la participación pulmonar, que puede ir desde una neumopatía intersticial usual hasta un daño alveolar difuso, ha sido tratada de forma sistematizada. El valor de las pruebas de imagen se analiza en el capítulo 4, redactado por especialistas en cada una de las técnicas. De especial interés resultan las modernas técnicas de resonancia magnética de cuerpo completo junto con las novedosas técnicas complementarias que analizan la difusión. Otro capítulo de gran interés es el de los autoanticuerpos, entre otras cosas porque los propios autores han descrito e identificado nuevos autoanticuerpos que están ayudando de forma significativa a la correcta tipificación de estas entidades. El capítulo 6 analiza en profundidad una vertiente inédita, pero tal como subrayan los autores, de máxima importancia a la hora de valorar de forma adecuada una biopsia muscular. Finalmente en los tres últimos capítulos se analizan la dermatomiositis juvenil, el tratamiento sistematizado de las miositis en general y aquellas situaciones de especial gravedad, respectivamente.

Todos los autores son de habla hispana, principalmente de Cataluña o del resto de España, con la colaboración, aún puntual pero prometedora en un fututo inmediato, de sendos especialistas de Colombia y Argentina.

Finalmente, y lo que no es menos importante, hay que destacar y agradecer la magnífica labor de Marge Books, a la que se debe la cuidadosa edición y maquetación de la obra.

Por todo lo dicho, los coordinadores esperamos que los lectores no solo disfruten de la monografía, sino que además puedan tomarla como un manual de referencia que les permita mejorar el abordaje sistemático de sus pacientes con miositis.

Los coordinadores

Capítulo 1

Clasificación de las miopatías inflamatorias: polimiositis, dermatomiositis, miositis con cuerpos de inclusión y miopatía necrosante inmunomediada. Criterios diagnósticos y diagnóstico diferencial

J.C. Milisenda,[1] P.J. Moreno,[1] A. Hormaza-Jaramillo[2]

[1] Unidad de Enfermedades Musculares
Servicio de Medicina Interna
Hospital Clínic
Barcelona

[2] Unidad de Enfermedades Autoinmunes Sistémicas
Servicio de Reumatología
Fundación Valle Del Lili

Dirección para correspondencia
José C. Milisenda MD
jcmilise@clinic.ub.es

Sinopsis

La clasificación de las miopatías inflamatorias idiopáticas se encuentra en un periodo de cambios. Efectivamente, desde Bohan y Peter en 1975, pasando por la década de 1980, en la que se introdujo la histología muscular para una mejor clasificación, hasta la actualidad, cuando se ha incluido la miopatía necrosante inmunomediada dentro de la clasificación, distintos autores y grupos de trabajo siguen proponiendo nuevos criterios. Afloran nuevos conocimientos, por lo que es probable que en unos años la polimiositis deje de llamarse así para ser catalogada como un patrón histopatológico asociado a diferentes anticuerpos o a enfermedades autoinmunes. Por lo que se refiere a la miositis con cuerpos de inclusión en su forma esporádica, es posible que deje de pertenecer a este grupo para tener un lugar dentro del grupo de las miopatías degenerativas.

1 Introducción

Las miopatías inflamatorias idiopáticas (MII) son un grupo de cuatro enfermedades que se caracterizan por presentar debilidad e inflamación muscular desde el punto de vista histológico. Si bien existen «otras» miopatías inflamatorias como la orbitaria, la granulomatosa, la nodular o focal, las formas de superposición u *overlap* y la eosinofílica, no se ha considerado su inclusión en esta monografía, por un lado, porque ya que existen buenas revisiones en la bibliografía y, por otro, porque son mucho menos importantes que las cuatro formas que se analizarán en profundidad. Las MII son unas de las pocas enfermedades musculares potencialmente tratables. Tienen una incidencia anual de 2,1 a 7,7 casos por millón. La fisiopatología no es bien conocida, y probablemente sea distinta en cada una de ellas, con características distintivas bien diferenciadas, tanto en los aspectos clínicos como histopatológicos. Estas cuatro enfermedades son la dermatomiositis (DM), la polimiositis (PM), la miositis con cuerpos de inclusión en su forma esporádica (MCI) y la miositis necrosante inmunomediada (MNIM). Actualmente la clasificación se encuentra en un proceso de cambios, que no afecta a las enfermedades bien definidas como la DM, la MCI o la MNIM, sino más bien a la PM, ya que su patrón histopatológico característico se observa en las miositis asociadas a enfermedades autoinmunes (artritis reumatoide, LES, etc.), en la miositis asociada a anticuerpos asociados o específicos, y también en estadios iniciales de la MCI. Por ello, aparentemente la polimiositis estaría destinada a desaparecer como una enfermedad para ser remplazada por un proceso inflamatorio muscular con características histológicas bien definidas que se asocia a diferentes procesos.[1] De todas formas para poder llegar a un diagnóstico específico dentro de las MII, es necesario valorar la información clínica, analítica, inmunológica e histopatológica.

2   Dermatomiositis

La DM se caracteriza por lesiones típicas en la piel asociadas, de forma concomitante o no, a la afectación muscular. Esta última puede presentarse antes, durante o después de las lesiones cutáneas. Las lesiones características de piel (véase la figura 1) son el eritema en heliotropo, el *rash* eritematoso en cara, rodillas, codos, cuello, tórax (signos de la «V»), espalda y hombros (signo del chal), las pápulas de Gottron, las manos de mecánico y el edema subcutáneo.[2] Más raras son las calcificaciones subcutáneas que algunas veces afloran a la superficie y producen úlceras dolorosas. Las úlceras digitales suelen observarse en las miositis asociadas al anticuerpo anti-MDA-5.

La afectación muscular se caracteriza por debilidad proximal en las extremidades superiores e inferiores de forma simétrica y rara vez afecta a los músculos distales.

Los síntomas extramusculares que pueden presentar los pacientes son la fiebre y la disfagia (signo de gravedad). También, aunque con menor frecuencia,

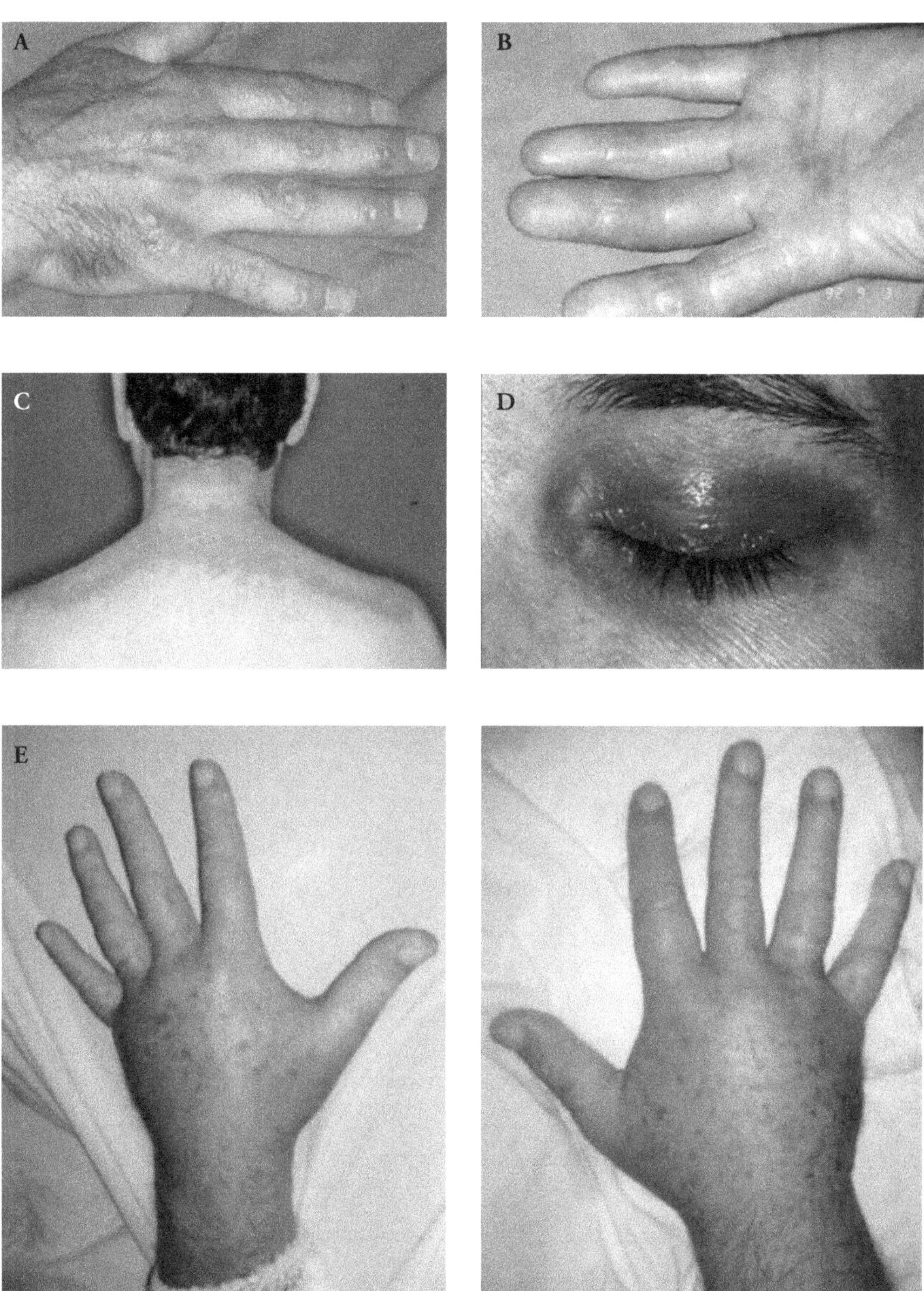

*Figura 1. A) Pápulas de Gottron. B) Manos de mecánico. C) Signo del chal.
D) Eritema en heliotropo. E) Edema subcutáneo.*

puede afectar al aparato gastrointestinal y producir perforaciones esofágicas o intestinales, una complicación grave que puede desencadenar la muerte. En la analítica es posible observar un aumento de las enzimas musculares, en particular la creatinfosfoquinasa (CPK) y aldolasa. Hay que tener en cuenta que la CPK puede estar dentro de rangos normales en un 14 % de los casos, pero no así la aldolasa, cuyo aumento, cuando es aislado, se relaciona con mayor afectación perifascicular y regeneración celular.[3-5] Los anticuerpos específicos de la DM son Mi2, MDA5, NXP2, Anti-TIF1γ y Anti-SAE. Algunos de ellos determinan características clínicas distintivas y marcan el pronóstico de la enfermedad, sobre todo en el caso del anticuerpo MDA5 (enfermedad rápidamente progresiva con grave afectación pulmonar y poca expresión a nivel muscular). En un 20-30 % de los pacientes adultos, la enfermedad se asociará al cáncer, por lo que será útil realizar un control anual mediante un PET-TC,[6] sobre todo en aquellos casos que son positivos para el anticuerpo NXP2 o Anti-TIF1γ. En la PM y la MNIM, la asociación al cáncer es más rara. El curso de la enfermedad es crónico y se puede comportar de forma monocíclica hacia la mejoría o policíclica con múltiples recaídas.

3   Polimiositis

La PM es una enfermedad que se da muy raramente de forma pura o aislada. Nuestro grupo de trabajo lo demostró al observar que terminaba configurando otra enfermedad[1,7,8] en su evolución. La PM debe entenderse como un proceso inflamatorio muscular subagudo, caracterizado por debilidad muscular proximal, simétrica, y a nivel histopatológico por la presencia de infiltrado inflamatorio endomisial junto con el fenómeno de invasión celular parcial y la positividad para el complejo mayor de histocompatibilidad tipo 1 (CMH I). Estas características clínicas e histopatológicas pueden ser objetivadas en un paciente con diferentes enfermedades autoinmunes, en el contexto de anticuerpos asociados a miositis (Anti-PM/Scl, Anti-Ku, Anti-Cortactina, Anti-Wa, etc.) y en un estadio temprano de la MCI, por lo que, cuando se presenta un paciente con una supuesta PM refractaria al tratamiento, hay que pensar en la MCI y también en miositis necrosante inmunomediada. Dentro de su diagnóstico diferencial se encuentra la disferlinopatía y otras distrofias en las que es frecuente encontrar procesos inflamatorios a nivel histopatológico (distrofia fascioespacu-lohumeral, distintas distrofias de cinturas, etc.). Por ello es importante señalar que la PM es un diagnóstico de exclusión y que hay que descartar previamente lesiones en piel, historia familiar de enfermedades neuromusculares, exposición a drogas miotóxicas, afectación de la musculatura facial y músculos extraocula-res, trastornos endocrinológicos o fenotipo clínico de MCI. Si a pesar de ello, el diagnóstico sigue siendo de PM aislada, es importante hacer un seguimiento clínico del paciente a lo largo de los años.

4   Miositis necrosante inmunomediada:

La MNIM es una enfermedad con características clínicas e histopatológicas distintivas que se presenta con mayor frecuencia que la PM. Se caracteriza por afectar a múltiples grupos musculares de forma simétrica y se objetiva a nivel histopatológico con abundantes imágenes de necrosis muscular y nula o escasa presencia de infiltrado, inflamatorio, compuesto en su mayoría por macrófagos.[9] Su forma de presentación puede ser aguda o subaguda, con de-bilidad muscular proximal y simétrica, y puede provocar mayor grado de atrofia muscular que el resto de las MII. En algunos casos los pacientes pueden presentar síntomas extramusculares como disfagia, fiebre, artralgias, pérdida de peso, afectación cardíaca (ECG alterado en <20 %), disnea, enfermedad pulmonar intersticial o síndrome de Raynaud. En dos de cada tres casos, la MNIM se asocia a la presencia de dos anticuerpos específicos: Ac anti-SRP y Ac anti-3-hidroxi-3-metilglutaril-Co-A reductasa (anti HMGCR). El resto se vincula a enfermedades autoinmunes como esclerosis sistémica y LES; a anticuerpos asociados a miositis (Ac antisintetasa); a cáncer y a infecciones víricas (VIH, VHC). Se considera asociada al consumo de estatinas cuando la debilidad muscular persiste a pesar de haber abandonado el medicamento después de cuatro a seis semanas, lo cual descartaría un proceso tóxico directo por el fármaco.[10]

- MNIM asociada a Ac anti-HMGCR. Estos nuevos anticuerpos presentes en pacientes con MNIM bajo tratamiento con estatinas se describieron en 2010. Están directamente dirigidos contra el dominio catalítico de la enzima 3-hidroxi-3-metilglutaril-coenzima A reductasa (HMGCR), ubicado en la membrana del retículo endoplasmático e implicado en la biosíntesis del colesterol endógeno. En el 75 % de los pacientes con MNIM asociada a Ac anti-HMGCR se observa una exposición medicamentosa a estatinas, y no puede determinarse la potencial incidencia de una exposición a análogos naturales, ya que algunos autores han descrito la existencia de moléculas similares a las estatinas en ciertos alimentos, como la levadura de arroz rojo del Himalaya *(Monascus purpureus)* o *Pleurotus ostreatus (Basidiomycetes)*. La MNIM se presenta asociada a Ac antiHMGCR con exposición a las estatinas hacia los 50 años de edad, como media. El tiempo medio de exposición al fármaco antes de los síntomas es de 2-3 años (con un rango de 2 meses a 10 años).

- Los niveles iniciales de anticuerpos se asocian con la actividad de la enfermedad, y su reducción se relaciona con la mejoría clínica en los pacientes bajo tratamiento inmunodepresor.[11]

- MNIM asociada a Ac anti- SRP. Estos anticuerpos reconocen la subunidad de 54 kDa del complejo SRP *(signal recognition particle)*, localizada en la superficie del retículo endoplasmático. Se presentan entre los 35 y 45 años de edad. Existe una buena correlación entre los niveles de anticuerpos, las cifras de CPK y la clínica, lo que se considera como un marcador fiable de actividad para la monitorización de la MNIM y el seguimiento de los pacientes. Si bien en las MII no existe un patrón característico detectable en la resonancia magnética (RM) muscular como se observa en otras enfermedades musculares, se ha descrito que la afectación en forma de edema en los vastos laterales, rectos femorales, tendones de la fascia lata, abductores largos y vastos intermedios (con atrofia de los músculos aductor mayor, tendón de la fascia lata, glúteo mayor, sartorio, grácilis, abductor largo, y menor en cuádriceps femoral) es característica de la MNIM asociada al anticuerpo anti-SRP. Además, se ha determinado que presenta mayor afectación muscular en forma de edema y atrofia muscular que el resto de las MII.[12]

- MNIM asociada a enfermedades autoinmunes. Se observa en el 5 % de las MNIM.

- MNIM paraneoplásica. Es menos frecuente que en la DM o PM. Se asocia a tumores de pulmón de célula no pequeña, mama, próstata, vejiga, melanoma y adenocarcinoma gastrointestinal (páncreas, colangiocarcinoma). Se presenta hacia los 70 años de edad.

- MNIM asociada a virus. Es extremadamente rara y está presente en un 1 % de los pacientes con VHC.

5   Miositis con cuerpos de inclusión (forma esporádica)

La miositis con cuerpos de inclusión (MCI) en su forma esporádica es la miopatía inflamatoria más común entre las personas mayores de 50 años.[10] Afecta más a los hombres que a las mujeres y representa el 30 % de las miopatías inflamatorias. El tiempo al diagnóstico varía entre 5 a 8 años desde el comienzo de los síntomas. La prevalencia se estima entre 4,5 a 9,3 persona por millón.[13] Su principal característica es la debilidad muscular asimétrica proximal y distal, que progresa lentamente y conduce a una grave discapacidad. Desde 1987 se han propuesto diferentes criterios diagnósticos y clasificatorios por diversos autores y a través de las publicaciones de consensos de expertos. Básicamente las características clínicas más importantes son la debilidad en los músculos flexores de los dedos de las manos y de los cuádriceps. Ocasionalmente puede observarse camptocormia (tronco caído) y síndrome de cabeza caída *(dropped head)*, por atrofia y debilidad selectiva de los músculos paraespinales. La disfagia se produce en cerca del 60 % de los pacientes y podría ser la forma de presentación en casos raros, al igual que el fracaso ventilatorio. Las características histopatológicas de la enfermedad son la presencia de infiltrado inflamatorio endomisial o la invasión de fibras musculares no necróticas o la presencia vacuolas ribeteadas.[14] A la hora de hacer el diagnóstico es importante tener en cuenta que su patrón de debilidad muscular obliga a valorar otras enfermedades musculares como las miopatías distales o las miopatías miofibrilares. Por ello, el método diagnóstico más importante es la biopsia muscular. En el caso de clínica compatible con MCI y asociación a enfermedad ósea de Paget y demencia frontotemporal hay que descartar una mutación en el gen *valosin containing protein* (VCP). Los valores de CPK y aldolasa pueden ser normales o levemente altos. En estudios recientes se ha publicado que el anticuerpo anti-CN1A se detecta en un 60-70 % de los casos, aunque la sensibilidad y especificidad podrían variar de acuerdo al método de detección. Si bien la expectativa de vida parece no estar afectada respecto al resto de la población, muchos de estos pacientes terminan requiriendo dispositivos de asistencia debido a la progresiva atrofia muscular y la debilidad concomitante.

6 Fisiopatología

Se desconocen los factores desencadenantes del proceso inflamatorio muscular, si bien se ha propuesto que pueden actuar diferentes factores genéticos y ambientales regulando la respuesta inmune. La asociación genética se sustenta en la relación entre el HLA-DRB1*03 y el anti-Jo-1, entre el HLA-DRB1*11:01 y el anti-HMGCR y entre el HLA-DRB1*03:01 y el HLA-DRB1*01:01 y el MCI. También podrían actuar como desencadenantes diferentes virus como el virus influenza, el citomegalovirus, el virus Epstein-Barr, etc. Existen evidencias de que algunos retrovirus y el VHC se asocian con la MCI, aunque nunca se ha demostrado la presencia del virus o sus antígenos en el interior de las células musculares.

La DM debe considerarse como una microvasculopatía producida por depósito de complemento. En un corte transversal de una biopsia muscular se puede observar la clásica atrofia perifascicular así como también el depósito de complemento (complejo de ataque de membrana, CAM) en los endotelios capilares cercanos al espacio perifascicular, lo que llevará a la destrucción de los mismos y a la presencia de megacapilares compensadores de la microisquemia generada (véase la figura 2). Si bien el mecanismo fisiopatológico es desconocido, se cree que el proceso se inicia tras la activación del complemento y, como resultado final, el CAM se deposita en los endotelios produciendo destrucción de capilares, lo que lleva a isquemia subletal o microinfartos, proceso que es más prominente a nivel de la periferia de los fascículos musculares. Tras la activación del complemento se liberan ciertas citocinas que activan los linfocitos T CD4+, los macrófagos, los linfocitos B y las células dendríticas plasmocitoides. También favorece la expresión de las moléculas de adhesión a células vasculares (VCAMs) y las moléculas de adhesión intracelular (ICAM) a nivel de las células endoteliales, lo que facilita a su vez la migración de los linfocitos al espacio endomisial.

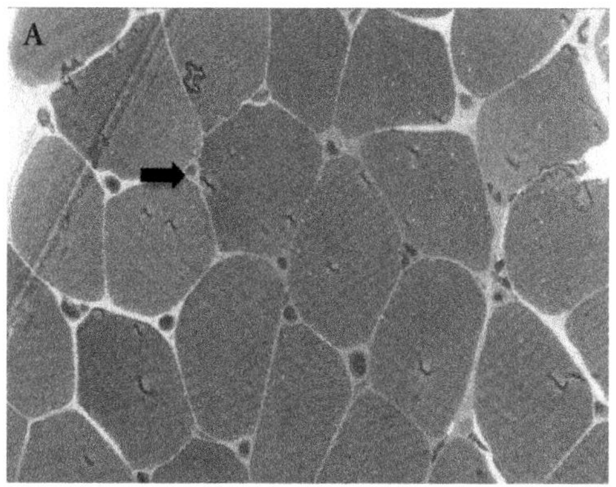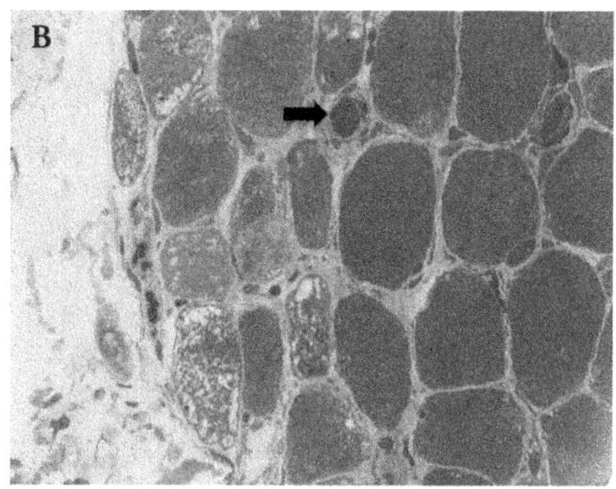

Figura 2. Cortes semifinos. A) Aspecto normal de los capilares en el espacio endomisial (flecha). B) Biopsia de un paciente con DM, donde se observa la pérdida de los capilares cercanos a la zona perifascicular y la presencia de megacapilares (flecha).

En la zona perifascicular se encuentran fibras musculares en diferentes estadios, como remodelación, necrosis o regeneración, y también se observa una activación del estado inmunológico demostrada por la activación de los complejos mayores de histocompatibilidad tipo I (CMH I).

En la PM, por el contrario, los cambios histopatológicos característicos son el infiltrado inflamatorio endomisial y el fenómeno de invasión celular parcial, que no es más que un conjunto de linfocitos T CD8+ que rodean e invaden una fibra muscular sana. Cuando el CMH I expresa el antígeno en la superficie de la fibra muscular, el linfocito T CD8+ se une a través de sus receptores formando el complejo CMH-CD8. Los gránulos de perforina y granzima liberados por las células T autofágicas provocan la necrosis de las células musculares, y la acción de diferentes citocinas, como el interferón gamma, la interleucina 1, etc., favorece la expresión del CMH I y una regulación positiva de los linfocitos T citotóxicos. También se produce la activación de linfocitos B y su expansión clonal, aunque no se conoce bien el papel que desempeñan, ya actúen como células presentadoras de antígenos, liberación de antígenos o producción de anticuerpos.

Actualmente se conoce poco la fisiopatología de la MNIM. Como en otras enfermedades sistémicas autoinmunes, la evidencia acumulada hasta la fecha apunta a que en la base de su génesis se produce una interacción entre elementos ambientales y factores genéticos. Entre los hallazgos que apuntan a una etiología autoinmune están la presencia de autoanticuerpos que sugieren cambios en la expresión de autoantígenos intracelulares, la correlación entre los niveles de estos y la actividad de la enfermedad, la respuesta a la inmunoterapia, la elevación de los niveles séricos de citocinas (IFN-, TNF-, IL-12 y STAT1) y la sobreexpresión del complejo mayor de histocompatibilidad de tipo I (MHC-I) y del complejo de ataque de membrana (CAM).

La MCI es una enfermedad compleja cuyos mecanismos fisiopatológicos aún no se conocen bien. Una de las teorías apunta a una respuesta primaria autoinmune llevada a cabo por linfocitos T CD8+. Se ha demostrado una expansión clonal de los linfocitos T *in situ* en el tejido muscular, persistente en el tiempo, lo que sugiere una respuesta inmune provocada por antígenos. Por otra parte, es evidente la existencia de un proceso degenerativo probablemente primario con un patrón de proteostasis anormal, interfiriendo así en el adecuado «control de calidad», lo que lleva a alteraciones en la transcripción, traslación, plegamiento, procesamiento, ensamble y degradación de las proteínas. Así es como se ha identificado un incremento en la transcripción de precursores beta-amiloides, asociados a una acumulación y una toxicidad por oligómeros de AB42, p-tau y alfa-Syn, y probablemente a una respuesta inflamatoria secundaria. Y por último destacan las alteraciones a nivel del aparato mitocondrial, aunque no se ha podido dilucidar si se trata de una alteración primaria o secundaria al proceso inflamatorio o degenerativo.[15]

7 Diagnóstico

El proceso diagnóstico de una MII y del subtipo específico incluye el análisis de los datos de la historia clínica, la analítica, el perfil inmunológico, el electromiograma, la resonancia magnética muscular y la biopsia muscular (véase la tabla 1).

A la hora de hacer la historia clínica es importante indagar sobre la presencia de enfermedades neuromusculares previas en la familia que puedan orientar el diagnóstico a una miopatía hereditaria. También es importante indagar sobre el tiempo de progresión de la enfermedad y el patrón de afectación muscular.

Con respecto a las enzimas musculares, se deben analizar dos, la cretina quinasa (CPK) y la aldolasa. Esto es debido a que existen algunos casos donde las

Aspectos	Dermatomiositis	Polimiositis	Miositis necrosante inmunomediada	Miositis con cuerpos de inclusión
Clínica	Inicio subagudo. Debilidad muscular proximal y simétrica. Lesiones en piel características. Disfagia en casos graves	Inicio subagudo. Debilidad muscular proximal y simétrica	Inicio agudo o subagudo. Debilidad muscular proximal y simétrica. Disfagia en casos graves	Inicio insidioso, progresión muy lenta. Debilidad muscular proximal y distal, con afectación de antebrazos, y cuádriceps. La más frecuente en adultos mayores de 50 años
Enzimas musculares	Elevación de CPK x 50 veces lo normal. La CPK puede ser normal, y presentar elevación de aldolasa	Elevación de CPK x 50 veces lo normal	Elevación de CPK x 50 veces lo normal. La que más elevación de CPK produce	Elevada o ser normal
Perfil inmunológico	Anti-MDA-5, anti-Mi-2, anti-TIF-1, anti-NXP2 y Anti-SAE	Anticuerpos antisintetasa y asociados a miositis	Anti-SRP y anti HMGCR	Anti-cN1A
EMG	Patrón miopático	Patrón miopático	Patrón miopático	Patrón miopático
Resonancia magnética	Pone de manifiesto la inflamación muscular. Ayuda a seleccionar el músculo a biopsiar	Pone de manifiesto la inflamación muscular. Ayuda a seleccionar el músculo a biopsiar	Pone de manifiesto la inflamación muscular y en algunos casos atrofia muscular. Ayuda a seleccionar el músculo a biopsiar	Muestra inflamación y atrofia muscular. Afectación selectiva de los músculos flexores de los dedos de las manos y cuádriceps
Histopatología muscular	Infiltrado inflamatorio perivascular, perimisial y perifascicular. Fenómeno de necrosis subletal, microinfartos. Atrofia perifascicular. Depósito de complemento en los capilares. Disminución del número de capilares y presencia de megacapilares*	Infiltrado inflamatorio perivascular (linfocitos T CD8+). Fenómeno de invasión celular parcial. Positividad universal pata CMH I. Ausencia de patrón distrófico**	Predominio de figuras de necrosis muscular con ausencia o mínimo infiltrado inflamatorio a predominio de macrófagos. Positividad parcheada del CMH I. Depósito de complemento en los capilares***	Infiltrado inflamatorio perivascular (linfocito T CD8+). Fenómeno de invasión celular parcial. Positividad universal para CMH I. Presencia de vacuolas autofágicas y fibras rojas rasgadas*** Positividad para p62

*Cambios histológicos similares se pueden observar en el síndrome antisintetasa. **Es importante descartar otras enfermedades que puedan imitar el mismo patrón histológico, distrofias musculares (disferlinopatía, calpainopatía, distrofia fascioespaculohumeral), la MCI o la MNIM. ***Antes de confirmar el diagnóstico es importante descartar tóxicos musculares que pueden imitar el patrón histológico así como algunas distrofias musculares en las cuales son prominentes los fenómenos de necrosis. ****Algunas miopatías miofibrilares pueden imitar el mismo patrón histológico y clínico. Por ello, es importante valorar la presencia de agregados proteicos positivos para desmina, miotilina, etc.

Tabla 1. Diagnóstico de las MII.

CPK son normales y la aldolasa está elevada, sobre todo en las dermatomiositis. Es importante destacar que la elevación de las enzimas hepáticas, ASAT/ALAT, en un paciente con debilidad muscular, no refleja una enfermedad hepática, por lo que no es necesario realizar un estudio dirigido ni muchos menos una biopsia hepática. Los niveles de CPK muchas veces se elevan de forma paralela al grado de actividad de la enfermedad, aunque no siempre sucede de tal forma, sobre todo en la MCI.

El perfil inmunológico es importante para valorar la presencia de anticuerpos asociados o específicos de miositis. Por sí solos no aportan un diagnóstico, y tampoco se ha demostrado que sean patogénicos, pero es importante contextualizarlos con la clínica y sobre todo con los hallazgos histopatológicos.

El electromiograma es una herramienta útil, que en el caso de una MII evidenciará un patrón miopático. Es útil sobre todo para diferenciar otros procesos neuromusculares o neuropáticos.

La resonancia magnética muscular nos permite valorar la presencia de inflamación o atrofia muscular. Muchas veces sirve para seleccionar el músculo a biopsiar tras una primera biopsia no concluyente, o podría utilizarse para el seguimiento de algunos pacientes y valorar el grado de actividad de la enfermedad.

La biopsia muscular es una herramienta crucial para realizar el diagnóstico siempre y cuando el músculo seleccionado sea el adecuado, y el procesamiento de la muestra, el correcto. Aun así existen casos en los que la biopsia no es diagnóstica, por lo que la comunicación entre el médico clínico y el anatomopatólogo es muy importante. Los diferentes patrones anatomopatológicos como clínicos y analíticos se describen en la tabla 1 y la figura 3.

8 Tratamiento

Las recomendaciones terapéuticas actuales se basan en pequeñas series de casos debido a la falta de ensayos clínicos aleatorizados. Como primera línea de tratamiento se propone el uso de corticoides (prednisona 1 mg/kg o metilprednisolona) y en casos graves o de progresión rápida se aconseja administrar también inmunoglobulinas EV (IgEV). Como fármacos sustitutos de los de corticoides se pueden utilizar la azatioprina, el metrotexate o el micofenolato. Si el paciente no responde a los glucocorticoides o estos son insuficientes, se pueden añadir

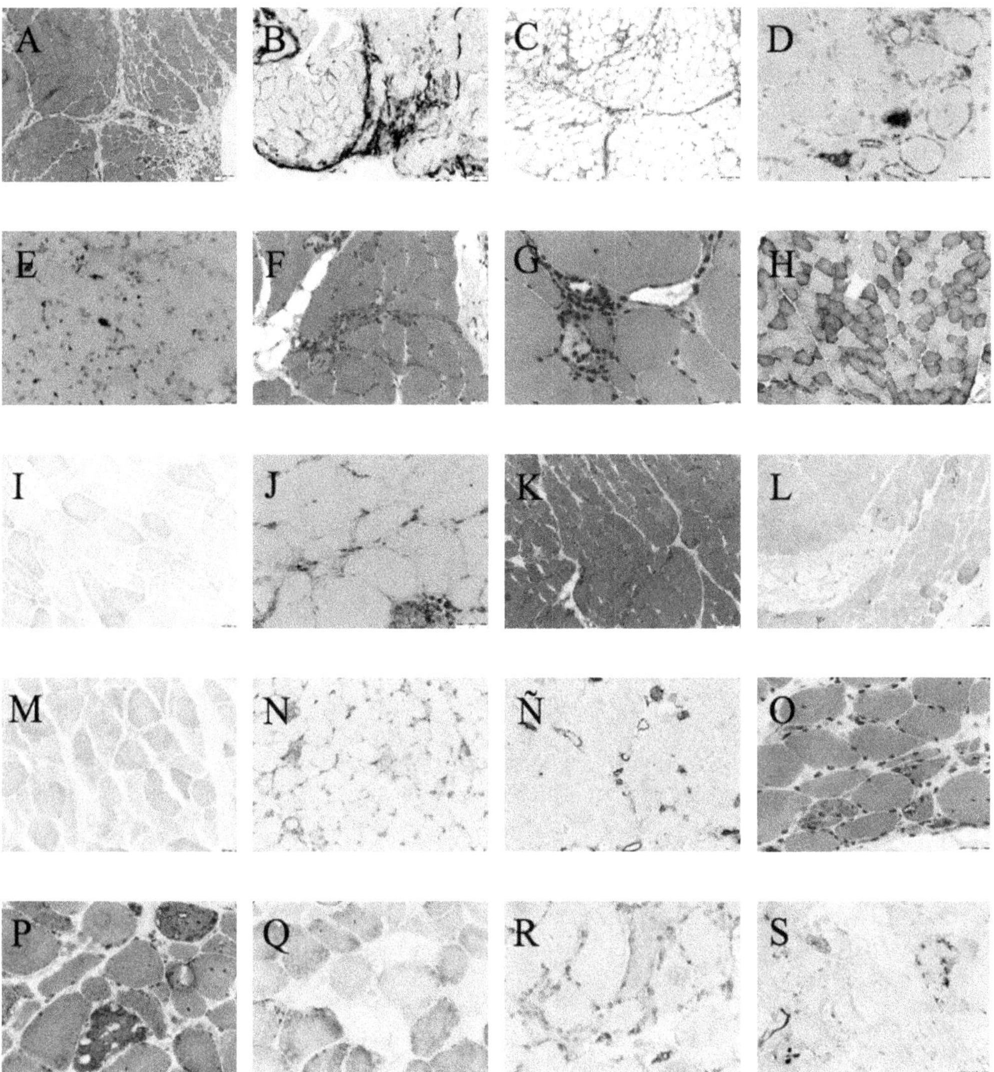

Figura 3. A-B-C-D-E: DM Ac anti-Mi2 +. Se observa la característica atrofia perifascicular en la tinción de HE (A). Se pone de manifiesto la fragmentación del perimisio por el proceso inflamatorio en la tinción de fosfatasa alcalina (B), y la positividad para el CMH I (C) y para el CAM en vasos, capilares y subsarcolémico (D y E). F-G-H-I-J: PM Ac anti-Ku +. Se observa el infiltrado inflamatorio perivascular y el fenómeno de invasión celular parcial (F-G). No se destacan alteraciones en las tinciones oxidativas (H-I). Positividad universal para CMH I (J). K-L-M-N-Ñ: MNIM Ac anti-HMGCR+ relacionado a estatinas. Se observa predominio de figuras de necrosis muscular en la tinción de HE (K) con ausencia o con mínimo infiltrado inflamatorio a predominio de macrófagos en la tinción de esterasa (L). Sin alteraciones en la tinción de COX (M). Positividad parcheada del CMH I (N) y depósito patológico de CAM en vasos y algunas células necróticas (Ñ). O-P-Q-R-S: MCI Ac Anti-cN1A +. Se observan las vacuolas ribeteadas en la tinción de HE y tricrómico de Masson (O-P). Fibras COX negativas (Q). Positividad para el CMH I (R) y positividad para p62 (S).

al tratamiento las IgEV, y si a pesar de ello el paciente no evoluciona correctamente, antes de clasificar la enfermedad como refractaría e iniciar Rituximab, es prudente reevaluar el diagnóstico. El tratamiento de las MII se expone en el capítulo 8.

En la MCI se han realizado múltiples estudios clínicos de inmunosupresión y medicamentos inmunomoduladores, pero ninguno ha mostrado un claro beneficio. Un estudio con bimabrumab (BYM338), un anticuerpo monoclonal que inhibe la señalización del receptor de la superfamilia TGF-β, mostró a pequeña escala un incremento de volumen muscular en ocho semanas de seguimiento.[16]

Bibliografía

1. Vilela VS, Prieto-Gonzalez S, Milisenda JC, Selva OCA, Grau JM. Polymyositis. A very uncommon isolated disease: clinical and histological re-evaluation after long-term follow-up. Rheumatol Int. 2015; 35: 915-20.

2. Milisenda JC, Doti PI, Prieto-Gonzalez S, Grau JM. Dermatomyositis presenting with severe subcutaneous edema: five additional cases and review of the literature. Semin Arthritis Rheum. 2014; 44: 228-33.

3. Nozaki K, Pestronk A. High aldolase with normal creatine kinase in serum predicts a myopathy with perimysial pathology. J Neurol Neurosurg Psychiatry. 2009; 80: 904-8.

4. Casciola-Rosen L, Hall JC, Mammen AL, Christopher-Stine L, Rosen A. Isolated elevation of aldolase in the serum of myositis patients: a potential biomarker of damaged early regenerating muscle cells. Clin Exp Rheumatol. 2012; 30: 548-53.

5. Mathur T, Manadan AM, Thiagarajan S, Hota B, Block JA. The utility of serum aldolase in normal creatine kinase dermatomyositis. J Clin Rheumatol. 2014; 20: 47-8.

6. Selva-O'Callaghan A, Grau JM, Gamez-Cenzano C, Vidaller-Palacin A, Martinez-Gomez X, Trallero-Araguas E, et al. Conventional cancer screening versus PET/CT in dermatomyositis/polymyositis. Am J Med. 2010; 123: 558-62.

7. Van der Meulen MF, Bronner IM, Hoogendijk JE, Burger H, van Venrooij WJ, Voskuyl AE, et al. Polymyositis: an overdiagnosed entity. Neurology. 2003; 61: 316-21.

8. Amato AA, Griggs RC. Unicorns, dragons, polymyositis, and other mythological beasts. Neurology. 2003; 61: 288-9.

9. Bergua C, Chiavelli H, Simon JP, Boyer O, Jouen F, Stenzel W, et al. Immune-mediated necrotizing myopathy. Zeitschrift fur Rheumatologie. 2016; 75(2): 151-6.

10. Dalakas MC. Inflammatory muscle diseases. N Engl J Med. 2015; 372: 1734-47.

11. Werner JL, Christopher-Stine L, Ghazarian SR, Pak KS, Kus JE, Daya NR, et al. Antibody levels correlate with creatine kinase levels and strength in anti-3-hydroxy-3-methylglutaryl-coenzyme A reductase-associated autoimmune myopathy. Arthritis Rheum.2012; 64: 4087-93.

12. Zheng Y, Liu L, Wang L, Xiao J, Wang Z, Lv H, et al. Magnetic resonance imaging changes of thigh muscles in myopathy with antibodies to signal recognition particle. Rheumatology. 2015; 54: 1017-24.

13. Catalan M, Selva-O'Callaghan A, Grau JM. Diagnosis and classification of sporadic in-

clusion body myositis (sIBM). Autoimmun Rev. 2014; 13: 363-6.

14. Lloyd TE, Mammen AL, Amato AA, Weiss MD, Needham M, Greenberg SA. Evaluation and construction of diagnostic criteria for inclusion body myositis. Neurology. 2014; 83: 426-33.

15. Catalan-Garcia M, Garrabou G, Moren C, Guitart-Mampel M, Hernando A, Diaz-Ramos A, et al. Mitochondrial DNA disturbances and deregulated expression of oxidative phosphorylation and mitochondrial fusion proteins in sporadic inclusion body myositis. Clin Sci (Lond). 2016; 130: 1741-51.

16. Amato AA, Sivakumar K, Goyal N, David WS, Salajegheh M, Praestgaard J, et al. Treatment of sporadic inclusion body myositis with bimagrumab. Neurology. 2014; 83: 2239-46.

Capítulo 2

Cáncer y miositis

E. Trallero-Araguás,[1] S. Prieto-González[2]

[1] Médico Especialista en Medicina Interna.
Unidad de Enfermedades Autoinmunes Sistémicas
Hospital Universitario Vall d'Hebrón
Universidad Autónoma de Barcelona
Barcelona

[2] Médico Especialista en Medicina Interna.
Servicio de Enfermedades Autoinmunes Sistémicas.
Hospital Clínic
Universidad de Barcelona
Barcelona

Dirección para correspondencia
Ernesto Trallero Araguás
etrallero@vhebron.net

Sergio Prieto González
sprieto@clinic.cat

Sinopsis

Los pacientes con miopatía inflamatoria idiopática, especialmente aquellos con una dermatomiositis, tienen un mayor riesgo de padecer un cáncer durante los tres primeros años de la enfermedad. Es obligatorio efectuar un despistaje sistemático de neoplasia a todos los pacientes en el momento del diagnóstico y durante un tiempo variable del seguimiento. El autoanticuerpo TIF1-γ y la PET-TC constituyen herramientas útiles para dicho despistaje.

1 Introducción

1.1 Evidencia de la asociación entre miositis y cáncer

Es incuestionable la existencia de una asociación entre las miopatías inflamatorias idiopáticas (MII) y el cáncer. Se estima que la prevalencia de cáncer en pacientes con una miopatía oscila entre un 7 y un 30 %.[1] A pesar de ello, esta asociación ha sido durante muchos años objeto de controversia, motivada en gran parte por la evolución de los criterios clasificatorios de las MII, por la existencia de diferentes definiciones del concepto miositis asociada a cáncer y por la dificultad para diseñar estudios amplios al tratarse de enfermedades de baja prevalencia.[2]

Las primeras descripciones de casos concurrentes de miositis y neoplasia datan de 1916.[3,4] Posteriormente, la publicación de múltiples series de casos

Pacientes (n)			Neoplasias (n)		RIS (IC 95 %)		Referencia
Total	DM	PM	DM	PM	DM	PM	
788	392	396	94	58	V: 2,4 (1,6-3,6)	V: 1,8 (1,1-2,7)	Sigurgeirsson[5]
					M: 3,4 (2,4-4,7)	M: 1,8 (1,0-2,5)	
311	71	175	63	26	6,5 (3,9-10)	1,0 (0,5-1,8)	Airio[6]
539	203	336	26	26	1,7 (1,1-2,4)	3,8 (2,6-5,4)	Chow[7]
705	286	419	77	71	7,7 (5,7-10,1)	2,1 (1,5-2,9)	Stockton[8]
537	85	321	36	58	6,2 (3,9-10,0)	2,0 (1,4-2,7)	Buchbinder[9]

n: número; DM: dermatomiositis; PM; polimiositis; RIS: ratio de incidencia estandarizada (número de neoplasias registradas en pacientes con DM o PM dividido por el número de neoplasias esperadas de acuerdo con las ratios nacionales ajustadas por edad, sexo y periodo específico).

Tabla 1. Riesgo de neoplasia en pacientes con DM y PM basado en estudios epidemiológicos poblacionales.

reportando este binomio[2-4] avaló la existencia de una relación entre ambas patologías. En la década de 1990 la asociación entre dermatomiositis (DM) y polimiositis (PM) y neoplasia quedó definitivamente confirmada y caracterizada a partir de varios estudios poblacionales realizados fundamentalmente en países del norte de Europa. El trabajo pionero de Sigurgeirsson y colaboradores,[5] realizado sobre la población sueca, describió claramente un aumento significativo del riesgo de neoplasia en pacientes con MII. Posteriormente se publicaron resultados similares de nuevos estudios poblacionales[5-10] y varios metaanálisis.[11,12] La tabla 1 recoge los resultados de algunos de los principales estudios poblacionales publicados, indicando el número de pacientes incluidos y el porcentaje de neoplasias entre DM y PM, así como la ratio de incidencia estandarizada.

1.2 Riesgo de neoplasia en los diferentes subtipos de miopatía inflamatoria idiopática

Si se analiza la evidencia científica en base a los subtipos histológicos de MII, no se ha demostrado que exista mayor riesgo de asociación con neoplasia en la miopatía con cuerpos de inclusión (MCI) que en la población general.[2] En cambio, en la DM y la PM el riesgo de cáncer es claramente superior, especialmente en la primera. El riesgo relativo de neoplasia es, respectivamente, 3,4 y 2,4 veces mayor en mujeres y hombres afectados de DM. En el caso de la PM, dicho riesgo es 1,7 y 1,8 veces mayor en mujeres y hombres, respectivamente.[2]

No existen datos poblacionales que permitan determinar específicamente el riesgo de neoplasia en pacientes con DM amiopática respecto al de la población general, y la evidencia publicada muestra en ocasiones resultados controvertidos.[13-15] En una revisión sistemática publicada en 2006,[16] se describió una frecuencia de cáncer del 14 %, cercana a la observada en series de pacientes con DM clásica. A pesar de la ausencia de trabajos que confirmen la significación estadística de esta asociación, en la práctica clínica la mayoría de los autores aceptan que en la DM amiopática existe un riesgo de cáncer similar al de la DM clásica.[16,17] En cuanto a la forma juvenil de DM y a la miositis asociada a otras enfermedades autoinmunes (concretamente las mal llamadas enfermedades del tejido conectivo), la mayor parte de la evidencia disponible parece indicar que no existe asociación entre estas y las neoplasias.

Por último, aunque hasta la fecha la evidencia sugiere que la miopatía necrosante inmunomediada (MNIM) también se relaciona con cáncer, la ausencia de estudios epidemiológicos impide sacar conclusiones firmes al respecto.[18,19]

1.3 Relación temporal entre la miopatía y el cáncer

La neoplasia asociada a una MII puede diagnosticarse antes, a la vez o después de esta. Lo más frecuente es que se diagnostique a la vez o después de la miopatía. La mayoría de los estudios señalan que el primer año tras el diagnóstico de la miopatía es el de mayor riesgo,[20] si bien existe evidencia también de un riesgo alto dos años antes y tres años después del mismo.[21] El periodo de vigilancia para detectar la neoplasia es variable, aunque la mayoría de los estudios lo cifran entre tres y cinco años tras el diagnóstico de la miopatía.[7,11,19] Diversos trabajos reflejan que el riesgo de neoplasia nunca es menor que en la población general.[11,22]

1.4   *Tipos de neoplasias asociadas*

Prácticamente todas las estirpes histológicas de neoplasia pueden asociarse a las miopatías inflamatorias. Un metaanálisis que analiza veinte publicaciones recoge el listado de las diferentes neoplasias publicadas en pacientes con DM y PM.[20] Los tumores descritos en pacientes con DM son de pulmón, ovario, mama, recto, cérvix, vejiga, nasofaringe, próstata, estómago, piel (melanoma), endometrio, esófago, páncreas, colon y riñón, así como linfomas. En pacientes con PM, se han publicado tumores localizados en pulmón, riñón, mama, vejiga, endometrio, cérvix, tiroides, colon, próstata, estómago, páncreas y cerebro, así como linfomas y mielomas. En general, los más frecuentes concuerdan con lo descrito en individuos sin miopatía inflamatoria, como los de pulmón, mama, ovario y digestivo (gástrico, colo-rectal y páncreas). Además, los estudios realizados en diferentes poblaciones reflejan la casuística y el riesgo de los diferentes subtipos histológicos propios del continente del que proceden los individuos analizados.[11,22,23]

Se ha estudiado también la posible asociación de las miopatías inflamatorias con subtipos histológicos concretos de neoplasia (adenocarcinomas, carcinomas escamosos o neoplasias hematopoyéticas o linfoides). En la DM, si bien las neoplasias más frecuentes son los adenocarcinomas, se pone de manifiesto que existe un mayor riesgo para todos los tipos histológicos. En la PM únicamente parece existir un riesgo relativo elevado (dos veces respecto a la población general) para las neoplasias hematopoyéticas y linfoides.[11]

2   Concepto de miositis asociada a cáncer

La elevada prevalencia de cáncer en pacientes con DM o PM,[1,2] la estrecha relación temporal entre ambos procesos y el curso clínico paralelo descrito en algunas ocasiones han hecho que el desarrollo de la miopatía sea interpretado en estos casos como un fenómeno paraneoplásico.[2] El término miositis asociada a cáncer fue acuñado en las distintas clasificaciones de las MII para describir esta peculiar situación clínica.

Inicialmente, cualquier paciente con una MII al que se le diagnosticaba una neoplasia se incluía en el grupo de las miositis asociada a cáncer. Hacia finales de la década de 1980 y principios de la de 1990, algunas de las nuevas propuestas de clasificación introdujeron un criterio temporal para la definición de esta enfermedad. Love y colaboradores[24] consideraron únicamente aquellos pacientes en los que el tiempo máximo entre los diagnósticos de miositis y cáncer hubiera sido de un año. Los resultados de los estudios poblacionales previamente comentados contribuyeron a que este criterio temporal fuera ampliado posteriormente a tres años. Aunque este criterio es ampliamente aceptado y utilizado, hay que puntualizar que su elección es arbitraria.[1,2]

3 Factores de riesgo asociados a neoplasia

3.1 Características clínico-serológicas

Ninguna característica clínica de la enfermedad se ha relacionado invariablemente con la presencia de malignidad. Entre las características que más consistentemente se han asociado a neoplasia en las series publicadas están la edad avanzada, el sexo masculino, la disfagia, las manifestaciones cutáneas graves (necrosis o vasculitis), una miositis rápidamente progresiva, la refractariedad al tratamiento, los valores elevados de CPK en suero o la elevación de reactantes de fase aguda (véase la tabla 2). La presencia de un patrón histológico atípico en la biopsia muscular, caracterizado por un escaso infiltrado linfocitario sin atrofia perifascicular, se ha postulado como un posible marcador de neoplasia en pacientes con DM en un único estudio retrospectivo.[25] Junto con estos factores de riesgo se han descrito algunas características clínicas que presentan una baja asociación con neoplasia. Entre ellas figuran la artritis, la linfocitopenia y la enfermedad intersticial pulmonar, en concreto cuando se presenta en el contexto de un síndrome antisintetasa con anticuerpos anti-Jo1. En la práctica clínica, el valor de estas características para evaluar individualmente del riesgo de neoplasia es muy limitado.

Características clínicas asociadas a neoplasia
Edad avanzada en el momento del diagnóstico de la miositis
Sexo masculino
Afectación cutánea extensa
Vasculitis cutánea
Necrosis cutánea
Enfermedad refractaria
Debilidad proximal rápidamente progresiva
Disfagia
Elevación de reactantes de fase aguda (VSG y PCR)
Características clínicas no asociadas a neoplasia
Ser portador de anticuerpos antisintetasa (anti-Jo1)
Enfermedad intersticial pulmonar
Artritis/artralgia
Fenómeno de Raynaud
Linfocitopenia

Tabla 2. Características clínicas asociadas a neoplasia en pacientes con DM y PM.

3.2 Autoanticuerpos

La presencia de anticuerpos específicos de miositis (MSA) vinculados a fenotipos clínicos concretos es uno de los aspectos más característicos de las miopatías inflamatorias. En el caso de las miositis asociadas a cáncer se ha descrito claramente su asociación con el anticuerpo contra el factor intermediario transcripcional 1 gamma (anti-TIF1γ). Algunos estudios también apuntan hacia una posible relación con los anticuerpos anti-NXP2 y, de forma anecdótica, con los Anti-HMGCoR.

3.2.1 Anticuerpos anti-TIF1γ

El anticuerpo anti-TIF1γ, conocido inicialmente con el nombre de anti-p155 o anti-p155/140, puede considerarse el mejor marcador de miositis paraneoplásica en pacientes con DM y DM amiopática, muy por encima de cualquier otra característica clínica o de laboratorio. Las primeras descripciones de este anticuerpo las realizaron simultáneamente dos grupos independientes en 2006.[26,27] El nombre p155 y p155/140 hace referencia al peso molecular de las proteínas precipitadas en los estudios de inmunoprecipitación a través de los cuales se descubrió este anticuerpo. La proteína de 155 kDa fue identificada por el equipo de I. Targoff como el factor intermediario transcripcional 1 gamma (TIF1γ),[28] mientras que la proteína de 140 kDa se corresponde con el TIF1α.[29] Ambas forman un complejo cuyo principal implicado en la asociación con el cáncer es el TIF1γ.

El anti-TIF1γ es un anticuerpo específico de pacientes con DM clásica y DM amiopática. Su frecuencia en esta población oscila entre un 15 y un 20 %. Un aspecto enigmático es su presencia en un 15-30 % de pacientes con DM juvenil, la cual no está asociada a un mayor riesgo de cáncer.[30] Los pacientes con DM juvenil y anti-TIF1γ se caracterizan por presentar una enfermedad cutánea más agresiva.

La asociación del anti-TIF1γ con las miositis paraneoplásicas en adultos con DM clásica y DM amiopática ha quedado demostrada en varias series publicadas en diferentes áreas geográficas.[26,27,31] Esta asociación es independiente del tipo de neoplasia. En un metaanálisis se determinó que el riesgo de presentar una DM paraneoplásica era veintisiete veces mayor en pacientes portadores de este anticuerpo que en los no portadores.[32] La sensibilidad y la especificidad de este anticuerpo para el diagnóstico de miositis paraneoplásica se estimaron en un 70 y un 89 %, respectivamente. Su principal utilidad reside en su alto valor predictivo negativo, lo que le confiere un gran valor como marcador de enfermedad.[32] Estas características hacen que la determinación de su presencia sea de gran ayuda en la valoración inicial de todo paciente con DM. Además, resulta muy útil en aquellos casos en los que no se detecta una neoplasia en un cribado inicial para planificar el seguimiento durante los primeros años tras el diagnóstico.

Aunque algunos estudios sugieren que la asociación con neoplasia podría ser mayor en pacientes con títulos altos de anti-TIF1γ, en la práctica clínica se determina de una forma cualitativa mediante técnicas de *inmunoblotting*.

3.2.2   *Anticuerpos anti-NXP2 y anti-HMGCoAR*

Los anticuerpos anti-NXP2 pueden encontrarse tanto en población juvenil como en adultos con DM.[33,34] Su posible asociación con el cáncer solo ha sido descrita en población adulta, en pequeñas series de pacientes.[35,36] De una forma similar otros estudios han descrito una mayor frecuencia de neoplasias en pacientes con MNIM y anticuerpos anti-HMGCoAR, si bien esta tendencia no alcanzó significación estadística en la mayor parte de estos casos.[37] Se requieren estudios poblacionales más amplios para determinar el verdadero valor de ambos anticuerpos como marcadores de neoplasia.

3.2.3   *Otros autoanticuerpos*

La presencia de anticuerpos específicos de miositis distintos de los previamente mencionados, así como de otros autoanticuerpos no específicos, se ha relacionado clásicamente con un bajo riesgo de neoplasia[38]. La presencia de anticuerpos antisintetasa, y en concreto del anti-Jo1, se ha considerado tradicionalmente como un factor protector de neoplasia. Lo mismo ocurre con la presencia del anticuerpo anti-SRP en las MNIM, del anti-cN-1A en la MCI o del anti-MDA5 y el Mi-2 en las DM. No obstante, existe un estudio europeo sobre este último anticuerpo que describió un aumento de riesgo de neoplasia en pacientes con positividad al mismo, pero únicamente en aquellos en los que iba dirigido al fragmento N-terminal del antígeno Mi-2.[39] Aunque la aparición de estos anticuerpos supone globalmente un menor riesgo de presentar una miositis paraneoplásica no hay que olvidar las limitaciones de esta conclusión cuando se trata de evaluar el riesgo en un paciente concreto. En este sentido no son infrecuentes, por ejemplo, las publicaciones de neoplasias diagnosticadas en pacientes con un reciente diagnóstico de síndrome antisintetasa.

4   Evaluación de cáncer en pacientes con MII

Aunque ningún estudio haya demostrado que el diagnóstico precoz de cáncer mejore la evolución de los pacientes con miositis, en líneas generales se acepta realizar sistemáticamente un cribado de neoplasia como parte de su evaluación. Estas estrategias están justificadas en aquellas patologías cuya asociación con el cáncer está claramente demostrada, como es el caso de las DM, tanto en su forma miopática como amiopática. Aunque con una evidencia menor, también se recomienda aplicarlas en los pacientes con PM y MNIM, sobre todo en las formas no asociadas a anticuerpos anti-SRP. Sin embargo, esta aproximación no estaría indicada en otras patologías como la MCI o la DM juvenil.

4.1 *Cribado de neoplasia en pacientes con MII*

Un adecuado cribado de neoplasia debe iniciarse con una historia clínica exhaustiva y dirigida, una exploración física sistemática, una radiografía de tórax y una analítica general básica. Cualquier síntoma o signo sugestivo de neoplasia ha de ser investigado exhaustivamente, ampliándose el estudio según sea necesario. Si no se encuentra ningún dato orientativo, se debe iniciar un estudio de neoplasia oculta tal y como se explica a continuación (véase la figura 1). La elevada frecuencia de tumores ginecológicos (fundamentalmente de mama y ovario), descrita de forma independiente en diferentes series, obliga en la actualidad a realizar una evaluación ginecológica completa (incluyendo mamografía, ecografía ginecológica y citología vaginal) a toda mujer con DM o PM. En los varones menores de cincuenta años, algunos autores recomiendan hacer una ecografía testicular. La TC toracoabdominal es útil para diagnosticar tumores de órgano sólido (como páncreas o pulmón, también frecuentes en estos pacientes) o para detectar adenopatías que podrían pasar desapercibidas en otras exploraciones. Existe más controversia sobre la realización de estudios endoscópicos en ausencia de signos clínicos o analíticos sugestivos de neoplasia digestiva (como anemia microcítica, cambio del ritmo deposicional, hematoquecia, rectorragia o test de sangre oculta en heces positivo). Algunos autores aconsejan realizar sistemáticamente una colonoscopia en pacientes mayores de cincuenta años, edad a la que la mayor parte de sociedades científicas aconsejan iniciar el cribado de cáncer de colon en individuos sin factores de riesgo adicionales. Otros trabajos sugieren la determinación rutinaria de marcadores tumorales, no recomendados como pruebas de cribado de neoplasia en la población general, amparándose en la idea de que su rendimiento diagnóstico podría aumentar en una población con una prevalencia mayor de neoplasia. Además, no hay que olvidar las

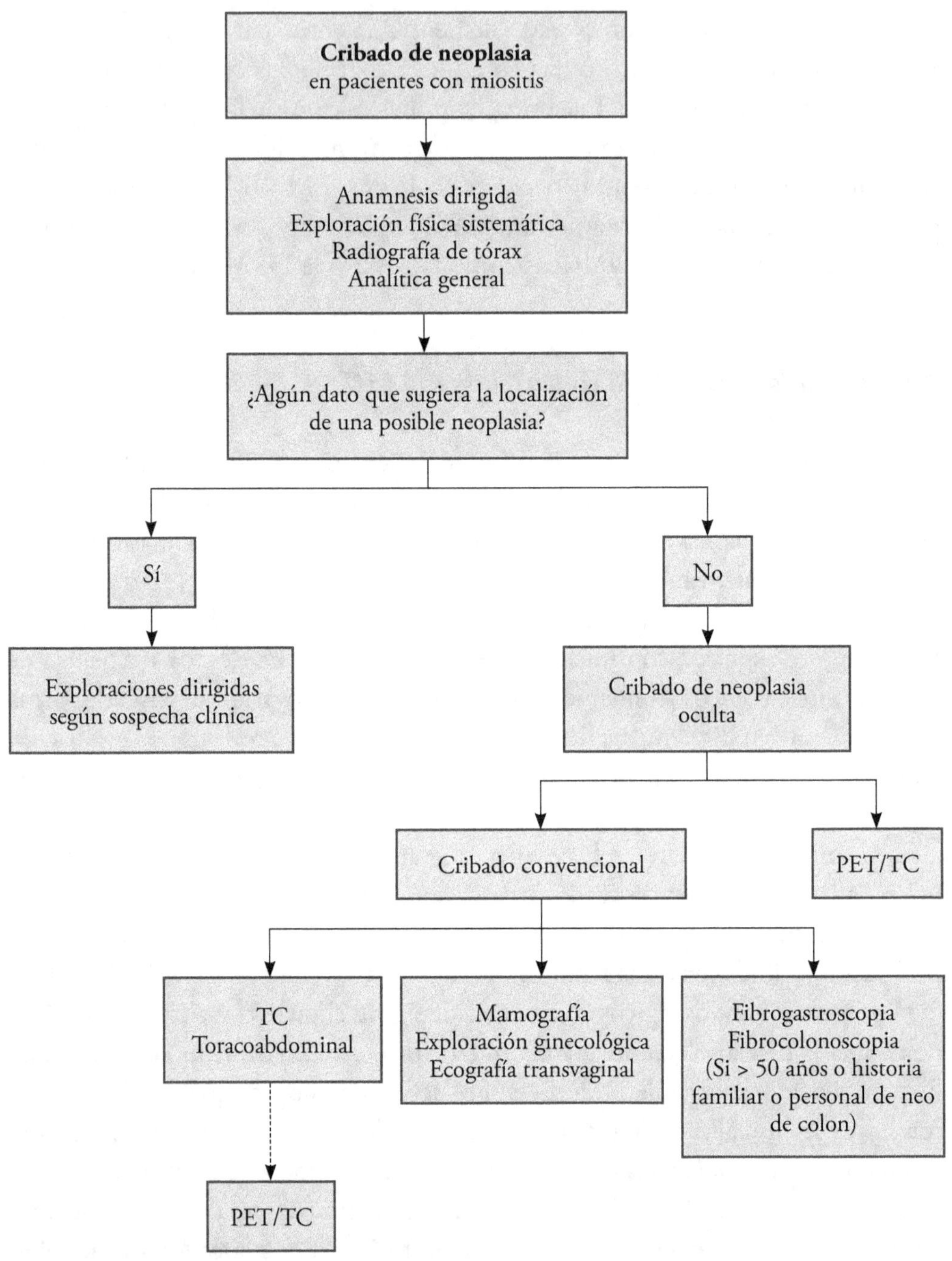

TC: tomografía computarizada. PET/CT: tomografía por emisión de positrones/TC.

Figura 1. Cribado de neoplasia en pacientes con MII.

peculiaridades cada población y las diferentes prevalencias de tumores en las distintas áreas geográficas, como ocurre en el sureste asiático donde se considera esencial realizar una endoscopia nasofaríngea a causa de la elevada frecuencia de carcinomas en la zona. Finalmente, en los pacientes con antecedentes de neoplasia, los esfuerzos iniciales deben ir encaminados a descartar una recidiva. La utilización de pruebas como la tomografía por emisión de positrones combinada con la TC (PET/TC) en el cribado de neoplasia en pacientes con miositis puede ayudar considerablemente a mejorar la rentabilidad de estas estrategias. La PET/TC es una exploración ya consolidada en el campo de la oncología, que ha demostrado una alta sensibilidad en el diagnóstico y estadiaje de neoplasias de muy diferentes localizaciones. Resulta muy útil en las miositis por su potencial para diagnosticar neoplasias ocultas en pacientes con cribados convencionales negativos. Esta capacidad se basa en la incorporación del análisis funcional y metabólico de la PET a la información anatómica y estructural que aporta la TC convencional (véase la figura 2). Por otro lado, la PET/TC

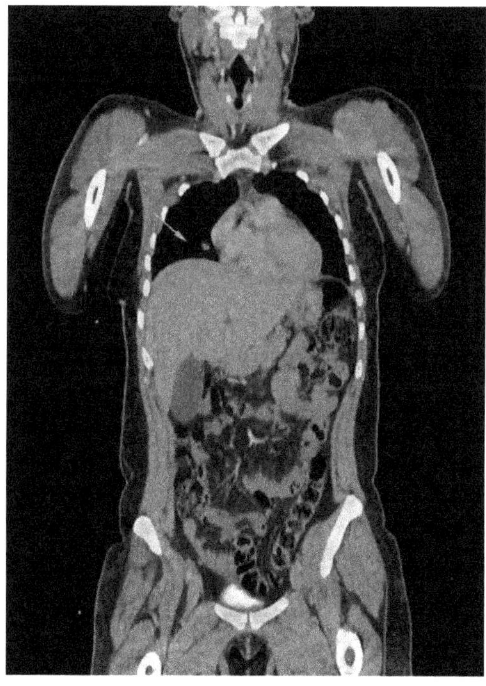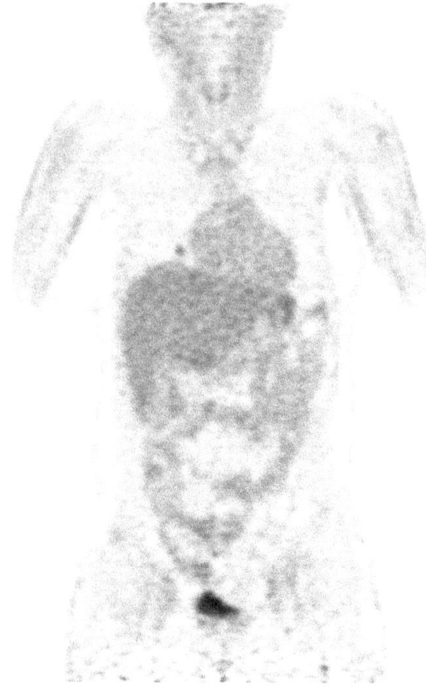

Figura 2. PET/TC en una paciente con DM y anticuerpos anti-TIF1γ que evidenció un nódulo pulmonar hipermetabólico (flecha) correspondiente a un carcinoma neuroendocrino de célula no-pequeña.

se ha demostrado útil para reducir el número de exploraciones a las que se somete a estos pacientes. Un estudio prospectivo de estrategias de cribado de neoplasia en pacientes con MII no encontró diferencias entre el uso exclusivo de la PET/TC y un cribado convencional de neoplasia que incluía TC toracoabdominal, mamografía, examen ginecológico, ecografía y determinación de marcadores tumorales,[40] si bien debe tenerse en cuenta tanto la comodidad del paciente con una única prueba como el coste económico de ambas estrategias.

Una parte de las neoplasias asociadas a las MII se diagnostican al inicio de la miositis y son fácilmente detectables con las exploraciones previamente comentadas. Aun así, tras el diagnóstico de la miopatía, se presentará un porcentaje significativo de tumores en pacientes con un estudio de neoplasia inicial negativo durante los primeros años.

4.2 Algoritmo de cribado de neoplasia oculta en pacientes con MII. Estrategia de evaluación inicial y seguimiento

En la figura 3 queda resumida la propuesta de algoritmo para el cribado de neoplasia en pacientes con MII de acuerdo con la evidencia disponible y la experiencia clínica acumulada.

En un paciente en el que la anamnesis, la exploración física, la radiografía de tórax y la analítica general no proporcionan ninguna información que oriente la búsqueda de una neoplasia, la estrategia de cribado convencional debe incluir la realización de una TC tóraco-abomino-pélvica, un estudio ginecológico en mujeres, que comprenda mamografía, exploración y ecografía ginecológica, y estudios endoscópicos en función de la edad y antecedentes del paciente. En aquellos pacientes en los que se combinen un conjunto de factores clínicos asociados a neoplasia o que presenten positividad para los anticuerpos anti-TIF1γ o anti-NXP2, la PET/TC puede ser una buena opción inicial que sustituya a la TC o la complemente en un segundo momento. Un estudio negativo de neoplasia en el momento de la evaluación inicial plantea diferentes escenarios en función del tipo de miopatía que presente el paciente. En el caso de las PM, en las que el riesgo de asociación con neoplasia es más controvertido y menos consistente en el tiempo, se recomienda hacer una evaluación clínica y analítica periódica y repetir exploraciones complemen-

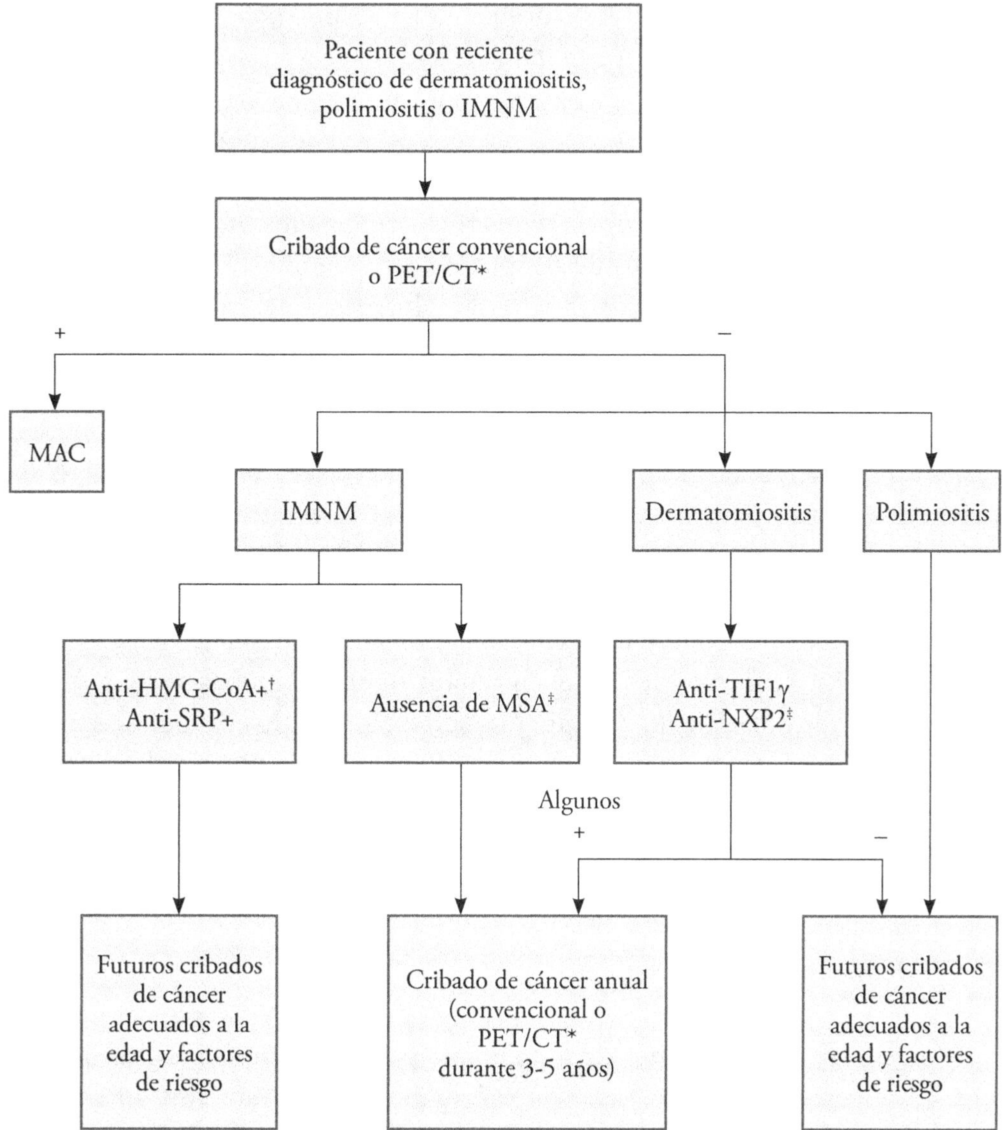

IMNM: Miopatía necrosante inmunomediada. PET/CT: Tomografía por emisión de positrones/tomografía computarizada. MAC: Miositis asociada a cáncer. MSA: Anticuerpos específicos de miositis.

* Según disponibilidad.

† Los estudios de asociación entre los anticuerpos anti-HMG-CoA y el cáncer describen únicamente una tendencia no significativa.

‡ La posible asociación de los anticuerpos anti-NXP2 con el cáncer debe ser corroborada en estudios más amplios.

Figura 3. Algoritmo de valoración inicial y seguimiento de posible neoplasia oculta en pacientes con miopatía inflamatoria idiopática.

tarias en función de los posibles síntomas o las recomendaciones de cribado establecidas para la población general adecuadas al sexo y la edad. La misma estrategia se recomendaría para aquellos pacientes con DM que presentaran anticuerpos específicos diferentes al anti- TIF1γ y al anti-NXP2. En aquellos pacientes con DM que son portadores de estos últimos anticuerpos, se recomienda repetir anualmente, durante los tres a cinco años posteriores al diagnóstico, un cribado completo de neoplasia bien con una PET/TC o con las exploraciones previamente comentadas. Finalmente, en el caso de la MNIM, y a la espera de que se confirmen las observaciones que apuntan estudios recientes sobre una posible asociación entre los anticuerpos anti-HMGCoA y el cáncer, la estrategia a aplicar con los pacientes que asocian este anticuerpo o el anti-SRP sería realizar un seguimiento clínico y adecuado a la edad. Únicamente en aquellos pacientes en los que no se detectara ninguno de estos MSA se plantearía la repetición de un cribado anual durante los primeros tres a cinco años tras el diagnóstico.

En cada visita de seguimiento, es importante que el clínico se mantenga alerta para identificar cualquier pequeño síntoma o signo que pueda sugerir la presencia de una neoplasia y que adopte una actitud proactiva en su búsqueda. Es importante subrayar que, por encima de cualquier recomendación, la estrategia de cribado debe individualizarse y adaptarse a cada paciente según el criterio del médico tratante.

5   Tratamiento y pronóstico

Por lo general, el tratamiento de la miopatía paraneoplásica será similar al de otros escenarios clínicos. A pesar de ello, habrá que evaluar con un especial cuidado su compatibilidad con la terapia oncológica, con el fin de minimizar el riesgo de toxicidad y efectos secundarios. Una opción que se recomienda, siempre que no existan contraindicaciones ni interacciones medicamentosas con fármacos antineoplásicos, es una triple terapia que asocia prednisona (dosis inicial de 1 mg/kg/día), ciclosporina (3-5 mg/kg/día) e inmunoglobulinas intravenosas (0,4 mg/kg/día repartidos en cinco días cada mes, durante seis meses). El tratamiento se ajusta según la respuesta clínica del paciente. Normalmente permite controlar bien los síntomas de la miositis. Igualmente puede favorecer una respuesta de la miositis el tratamiento oncológico en el que también se utilicen inmunodepresores. La miositis y el cáncer no siempre siguen cursos paralelos. En la bibliografía médica se encuentran numerosos ejemplos en los cuales un tratamiento radical y curativo del cáncer se acompaña de una curación de la miopatía. Estas descripciones sirvieron inicialmente para reforzar la idea de que existía una relación entre ambas patologías que iba más allá de una coincidencia en el tiempo. Sin embargo, este no suele ser el comportamiento habitual observado en la práctica clínica. Lo más frecuente es que la enfermedad autoinmune siga un curso independiente y necesite un tratamiento de fondo, incluso en aquellos pacientes que superan la enfermedad neoplásica.

La presencia de una neoplasia en un paciente con miopatía es un factor de mal pronóstico. Este mal pronóstico viene condicionado fundamentalmente por la respuesta al tratamiento de la neoplasia y no tanto por las complicaciones derivadas de la miopatía. El cáncer es una de las principales causas de mortalidad en esta población.

6 Etiopatogenia

Una evidencia científica amplia avala la idea de que los mecanismos autoinmunes implicados en el desarrollo de una miopatía inflamatoria asociada a un cáncer se desencadenan a partir de una interacción anómala entre el sistema inmune del paciente y los antígenos del propio tumor. Dos son los principales mecanismos que se vinculan con esta respuesta. El primero de ellos está relacionado con la sobreexpresión de ciertos antígenos en células tumorales. Esta sobreexpresión puede provocar una alteración en el procesamiento de dichos antígenos, con escisiones anormales de las proteínas que expongan epítopos no presentados previamente al sistema inmune. La respuesta inmunológica antitumoral frente a estos epítopos podría generar una reactividad cruzada frente a antígenos del músculo y otros tejidos diana e iniciar una respuesta autoinmune en los mismos. El grupo de la doctora Casciola-Rosen y colaboradores demostró la sobreexpresión de ciertos antígenos vinculados a las miositis (como el Mi-2 o el Jo-1) tanto en células tumorales de diferentes tejidos, no presentes en tejido sano, como en mioblastos.[41] En un paciente con cáncer, sensibilizado frente a estos antígenos, los fenómenos de regeneración muscular mediados por mioblastos que se inicien tras una lesión muscular pueden actuar como desencadenantes de la respuesta inmune en el músculo. Otro posible mecanismo está relacionado con la mutación o modificación postraslacional de algunas proteínas de células tumorales, que dan lugar a variantes anómalas que pueden provocar también una respuesta inmunológica. Esto podría explicar, por ejemplo, el desarrollo de anticuerpos anti-TIF1γ. La respuesta podría redirigirse posteriormente a proteínas nativas y provocar el inicio de la reacción autoinmune en los tejidos correspondientes (véase la figura 4).

Es muy interesante establecer la relación entre el antígeno TIF1γ y las miositis asociadas a cáncer. Esta molécula, que participa en los procesos de proliferación celular actuando como un represor de la transcripción de ciertos genes, se ha vinculado a mecanismos de oncogénesis de algunos tumores de muy diferente naturaleza. Puede especularse que mutaciones en esta proteína, o su interacción con anticuerpos dirigidos frente a la misma, puedan provocar una disminución de su actividad silenciadora con el consecuente aumento de la trascripción de genes habitualmente reprimidos. Por su estrecha vinculación de con las miositis paraneoplásicas y con las neoplasias, esta proteína se ha convertido en un objeto de estudio de un gran interés.

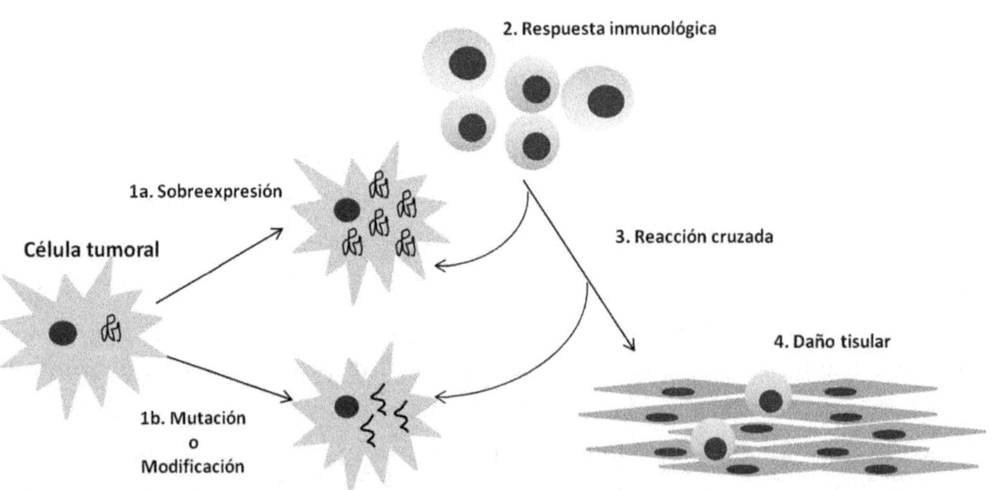

Figura 4. Modelo de autoinmunidad en miositis (adaptado de Tiniakou y colaboradores).[2]
En células tumorales la sobreexpresión, mutación o modificaciones postraslacionales de algunos autoantígenos podrían romper la tolerancia inmunológica y provocar una respuesta inmune antitumoral. En determinadas circunstancias esta respuesta antitumoral podría dirigirse hacia mioblastos del tejido musculoesquelético que sobreexpresan autoantígenos similares.

7   Conclusiones

Un porcentaje no desdeñable de pacientes con MII, especialmente aquellos con DM, tienen un mayor riesgo de presentar un cáncer en los primeros años tras el diagnóstico de la miopatía. Algunas manifestaciones clínicas y hallazgos analíticos pueden ayudar a valorar este riesgo, especialmente la presencia de determinados MSA, sobre todo el anti-TIF1γ. En todos los pacientes es obligatorio un despistaje concienzudo de neoplasia en el momento del diagnóstico y durante un tiempo variable del seguimiento.

Bibliografía

1. Dalakas MC. Inflammatory muscle diseases. N Engl J Med 2015; 372: 1734-47

2. Tiniakou E, Mammen AL. Idiopathic Inflammatory Myopathies and Malignancy: a Comprehensive Review. Clin Rev Allergy Immunol 2015.

3. Stertz G. Polymyositis. Berl Klin Wochenschr 1916; 53: 489.

4. Kankelheit H. Uber primare nichteitrige Polymyositis. Dtsch Arch Klin Med 1916; 120: 335-49.

5. Sigurgeirsson B, Lindelof B, Edhag O, Allander E. Risk of cancer in patients with dermatomyositis or polymyositis. A population-based study. N Engl J Med 1992; 326: 363-7.

6. Airio A, Pukkala E, Isomaki H. Elevated cancer incidence in patients with dermatomyositis: a population based study. J Rheumatol 1995; 22: 1300-3.

7. Chow WH, Gridley G, Mellemkjaer L, McLaughlin JK, Olsen JH, Fraumeni JF, Jr. Cancer risk following polymyositis and dermatomyositis: a nationwide cohort study in Denmark. Cancer Causes Control 1995; 6: 9-13.

8. Stockton D, Doherty VR, Brewster DH. Risk of cancer in patients with dermatomyositis or polymyositis, and follow-up implications: a Scottish population-based cohort study. Br J Cancer 2001; 85: 41-5.

9. Buchbinder R, Forbes A, Hall S, Dennett X, Giles G. Incidence of malignant disease in biopsy-proven inflammatory myopathy. A population-based cohort study. Ann Intern Med 2001; 134: 1087-95.

10. Huang YL, Chen YJ, Lin MW, Wu CY, Liu PC, Chen TJ, et al. Malignancies associated with dermatomyositis and polymyositis in Taiwan: a nationwide population-based study. Br J Dermatol 2009; 161: 854-60.

11. Hill CL, Zhang Y, Sigurgeirsson B, Pukkala E, Mellemkjaer L, Airio A, et al. Frequency of specific cancer types in dermatomyositis and polymyositis: a population-based study. Lancet 2001; 357: 96-100.

12. Zantos D, Zhang Y, Felson D. The overall and temporal association of cancer with polymyositis and dermatomyositis. J Rheumatol 1994; 21: 1855-9.

13. Dawkins MA, Jorizzo JL, Walker FO, Albertson D, Sinal SH, Hinds A. Dermatomyositis: a dermatology-based case series. J Am Acad Dermatol 1998; 38: 397-404.

14. El-Azhary RA, Pakzad SY. Amyopathic dermatomyositis: retrospective review of 37 cases. J Am Acad Dermatol 2002; 46: 560-5.

15. Sontheimer RD. Cutaneous features of classic dermatomyositis and amyopathic dermatomyositis. Curr Opin Rheumatol 1999; 11: 475-82.

16. Gerami P, Schope JM, McDonald L, Walling HW, Sontheimer RD. A systematic review of adult-onset clinically amyopathic dermatomyositis (dermatomyositis sine myositis): a missing link within the spectrum of the idiopathic inflammatory myopathies. J Am Acad Dermatol 2006; 54: 597-613.

17. Sontheimer RD. Dermatomyositis: an overview of recent progress with emphasis on dermatologic aspects. Dermatol Clin 2002; 20: 387-408.

18. Quinn C, Salameh JS, Smith T, Souayah N. Necrotizing myopathies: an update. J Clin Neuromuscul Dis 2015; 16: 131-40.

19. Kassardjian CD, Lennon VA, Alfugham NB, Mahler M, Milone M. Clinical Features and Treatment Outcomes of Necrotizing Autoimmune Myopathy. JAMA Neurol 2015; 72: 996-1003.

20. Yang Z, Lin F, Qin B, Liang Y, Zhong R. Polymyositis/dermatomyositis and malignancy risk: a metaanalysis study. J Rheumatol 2015; 42: 282-91.

21. Andras C, Ponyi A, Constantin T, Csiki Z, Szekanecz E, Szodoray P, et al. Dermatomyositis and polymyositis associated with malignancy: a 21-year retrospective study. J Rheumatol 2008; 35: 438-44.

22. Limaye V, Luke C, Tucker G, Hill C, Lester S, Blumbergs P, et al. The incidence and associations of malignancy in a large cohort of patients with biopsy-determined idiopathic inflammatory myositis. Rheumatol Int 2013; 33: 965-71.

23. Ungprasert P, Leeaphorn N, Hosiriluck N, Chaiwatcharayut W, Ammannagari N, Raddatz DA. Clinical features of inflammatory myopathies and their association with malignancy: a systematic review in asian population. ISRN Rheumatol 2013; 2013: 509354.

24. Love LA, Leff RL, Fraser DD, Targoff IN, Dalakas M, Plotz PH, et al. A new approach to the classification of idiopathic inflammatory myopathy: myositis-specific autoantibodies define useful homogeneous patient groups. Medicine (Baltimore) 1991; 70: 360-74.

25. Uchino M, Yamashita S, Uchino K, Mori A, Hara A, Suga T, et al. Muscle biopsy findings predictive of malignancy in rare infiltrative dermatomyositis. Clin Neurol Neurosurg 2013; 115: 603-6.

26. Targoff IN, Mamyrova G, Trieu EP, Perurena O, Koneru B, O'Hanlon TP, et al. A novel autoantibody to a 155-kd protein is associated with dermatomyositis. Arthritis Rheum 2006; 54: 3682-9.

27. Kaji K, Fujimoto M, Hasegawa M, Kondo M, Saito Y, Komura K, et al. Identification of a novel autoantibody reactive with 155 and 140 kDa nuclear proteins in patients with dermatomyositis: an association with malignancy. Rheumatology (Oxford) 2007; 46: 25-8.

28. Targoff IN, Trieu EP, Levy-Neto M, Prasertsuntarasai T, Miller FW. Autoantibodies to transcriptional intermediary factor-1 gamma (TIF-1) in dermatomiositis. Arthritis Rheum. 54. 2016. Ref Type: Abstract

29. Fujimoto M, Hamaguchi Y, Kaji K, Matsushita T, Ichimura Y, Kodera M, et al. Myositis-specific anti-155/140 autoantibodies target transcription intermediary factor 1 family proteins. Arthritis Rheum 2012; 64: 513-22.

30 Gunawardena H, Wedderburn LR, North J, Betteridge Z, Dunphy J, Chinoy H, et al. Clinical associations of autoantibodies to a p155/140 kDa doublet protein in juvenile dermatomyositis. Rheumatology (Oxford) 2008; 47: 324-8.

31. Trallero-Araguas E, Labrador-Horrillo M, Selva-O'Callaghan A, Martinez MA, Martinez-Gomez X, Palou E, et al. Cancer-associated myositis and anti-p155 autoantibody in a series of 85 patients with idiopathic inflammatory myopathy. Medicine (Baltimore) 2010; 89: 47-52.

32. Trallero-Araguas E, Rodrigo-Pendas JA, Selva-O'Callaghan A, Martinez-Gomez X, Bosch X, Labrador-Horrillo M, et al. Usefulness of anti-p155 autoantibody for diagnosing cancer-associated dermatomyositis: a systematic review and meta-analysis. Arthritis Rheum 2012; 64: 523-32.

33. Gunawardena H, Wedderburn LR, Chinoy H, Betteridge ZE, North J, Ollier WE, et al. Autoantibodies to a 140-kd protein in juvenile dermatomyositis are associated with calcinosis. Arthritis Rheum 2009; 60: 1807-14.

34. Ceribelli A, Fredi M, Taraborelli M, Cavazzana I, Franceschini F, Quinzanini M, et al. Anti-MJ/NXP-2 autoantibody specificity in a cohort of adult Italian patients with polymyositis/dermatomyositis. Arthritis Res Ther 2012; 14: R97.

35. Ichimura Y, Matsushita T, Hamaguchi Y, Kaji K, Hasegawa M, Tanino Y, et al. Anti-NXP2 autoantibodies in adult patients with idiopathic inflammatory myopathies: possible association with malignancy. Ann Rheum Dis 2012; 71: 710-3.

36. Fiorentino DF, Chung LS, Christopher-Stine L, Zaba L, Li S, Mammen AL, et al. Most patients with cancer-associated dermatomyositis have antibodies to nuclear matrix protein NXP-2 or transcription intermediary factor 1gamma. Arthritis Rheum 2013; 65: 2954-62.

37. Limaye V, Bundell C, Hollingsworth P, Rojana-Udomsart A, Mastaglia F, Blumbergs P, et al. Clinical and genetic associations of autoantibodies to 3-hydroxy-3-methyl-glutaryl-coenzyme a reductase in patients with immune-mediated myositis and necrotizing myopathy. Muscle Nerve 2015; 52: 196-203.

39. Chinoy H, Fertig N, Oddis CV, Ollier WE, Cooper RG. The diagnostic utility of myositis autoantibody testing for predicting the risk of cancer-associated myositis. Ann Rheum Dis 2007; 66: 1345-9.

39. Hengstman GJ, Vree Egberts WT, Seelig HP, Lundberg IE, Moutsopoulos HM, Doria A, et al. Clinical characteristics of patients with myositis and autoantibodies to different fragments of the Mi-2 beta antigen. Ann Rheum Dis 2006; 65: 242-5.

40. Selva-O'Callaghan A, Grau JM, Gamez-Cenzano C, Vidaller-Palacin A, Martinez-Gomez X, Trallero-Araguas E, et al. Conventional cancer screening versus PET/CT in dermatomyositis/polymyositis. Am J Med 2010; 123: 558-62.

41. Casciola-Rosen L, Nagaraju K, Plotz P, Wang K, Levine S, Gabrielson E, et al. Enhanced autoantigen expression in regenerating muscle cells in idiopathic inflammatory myopathy. J Exp Med 2005; 201: 591-601.

Capítulo 3

Miositis y pulmón.
Síndrome por anticuerpos antisintetasa

M. Casal-Dominguez,[1] I. Pinal-Fernandez,[1] A. Selva-O'Callaghan[2]

[1] National Institute of Arthritis and Musculoskeletal and Skin Diseases
National Institutes of Health
Bethesda (Estados Unidos)

[2] Médico Adjunto del Servicio de Medicina Interna
Unidad de Enfermedades Autoinmunes Sistémicas
Servicio de Medicina Interna
Hospital Universitario Vall d'Hebrón
Universidad Autónoma de Barcelona
Barcelona

Dirección para correspondencia
Maria Casal-Dominguez
maria.casal.dominguez@gmail.com

Sinopsis

Este capítulo presenta una visión general de las miopatías inflamatorias en relación con la enfermedad pulmonar intersticial, su diagnóstico, pronóstico y tratamiento. Además, amplía la información acerca del síndrome por anticuerpos antisintetasa, que se caracteriza por cursar con miositis, enfermedad pulmonar intersticial, fiebre, artritis, fenómeno de Raynaud y «manos de mecánico». Se hace hincapié en las diferencias existentes entre estos pacientes, tanto en la clínica como en el pronóstico, en función del tipo de anticuerpo antisintetasa.

1   Introducción

Las miopatías inflamatorias (MI) pueden ir acompañadas de distintos tipos de afectación pulmonar. El más frecuente es, sin duda, la neumopatía intersticial (EPI), en la que se centrará este capítulo, pero también se asocia, aunque más raramente, a la hipertensión pulmonar y la afectación pleural en forma de neumotórax, neumomediastino (especialmente frecuente en pacientes con anticuerpos anti-MDA5)[1] o derrame pleural. Además, en el contexto del tratamiento inmunodepresor pueden aparecer infecciones pulmonares y reacciones adversas a fármacos afectando al pulmón. Por otra parte, cabe recordar que entre un 15 y un 30 % de las MI, especialmente la dermatomiositis (DM), se comportan como enfermedades paraneoplásicas, entre las que no es infrecuente el cáncer de pulmón.[2] Finalmente, la debilidad de los músculos respiratorios puede ocasionar insuficiencia respiratoria ventilatoria, de manera que a veces es difícil discernir qué componente de la clínica del paciente es secundario a debilidad y cuál es debido a la EPI.

2 Neumopatía intersticial

Tanto la polimiositis (PM) como la DM, la dermatomiositis clínicamente amiopática (CADM), algunos tipos de miopatía necrosante (MN) y el síndrome antisintetasa (SAS) pueden cursar con mayor o menor frecuencia con EPI. Se trata de una de las complicaciones que se asocia a mayor morbimortalidad entre los pacientes con miopatía inflamatoria.[3] La EPI en las MI puede aparecer antes, durante o después de la afectación muscular, y su gravedad es altamente heterogénea, ya que oscila entre formas asintomáticas solo identificables en biopsias postmortem hasta formas rápidamente progresivas y potencialmente letales (característicamente en los pacientes con anticuerpos anti-MDA5).[4] Por otra parte, en determinados grupos serológicos (SAS y pacientes con anticuerpos anti-MDA5, entre otros) esta puede ser la única manifestación de la enfermedad. La clínica de la EPI puede ser inespecífica, y es habitual que los pacientes refieran tos, fatiga, disnea de esfuerzo y dolor pleurítico. Por este motivo es crítico mantener un alto grado de sospecha para realizar un diagnóstico y tratamiento lo más precoces posible.

2.1 Epidemiologia

En primer lugar es importante tener presente que la miopatía inflamatoria no es una única entidad nosológica sino que probablemente se trate de un conjunto de enfermedades con distintos desencadenantes, mecanismos fisiopatológicos y fenotipos clínicos.

De acuerdo con este concepto, no todos los tipos de MI se asocian a neumopatía intersticial. Así, los pacientes con miopatía con cuerpos de inclusión no presentan EPI y los pacientes con MN la presentan con mucha menos frecuencia que el resto de pacientes con MI. Es más común en los pacientes con anti-SRP ($\approx$ 10-20 %) que con anti-HMGCR (< 10 %). Por grupos clínicos el tipo de MI que presenta la mayor prevalencia de EPI ($\approx$ 90 %) es la dermatomiositis, en conjunto, seguida de la PM ($\approx$ 60 %) y de la CADM ($\approx$ 30 %)[5-8] (véase la tabla 1).

Grupos clínicos	Porcentaje EPI
DM	90
PM	60
CADM	30
IBM	0
Autoanticuerpos	
Antisintetasa	
anti-OJ	100
anti-PL12	90
anti-KS	88
anti-Jo1	50-80
anti-MDA5	50-90
anti-U1 RNP	66
anti-PM-Scl	50
Anti-Ku	37
anti-Mi2	20
anti-SRP	10-20
anti-NXP2	< 10
anti-HMGCR	< 10
anti-SAE	0
anti-TIF1 gamma	0

EPI: enfermedad pulmonar intersticial. DM: dermatomiositis.
PM: polimiositis. CADM: dermatomiositis clínicamente amiopática.
IBM: miopatía por cuerpos de inclusión.

Tabla 1. Prevalencia de enfermedad pulmonar intersticial en función del grupo clínico y del autoanticuerpo.

Según el tipo de autoanticuerpo, los pacientes que presentan más prevalencia de EPI son aquellos con anticuerpos antisintetasa y con anticuerpos anti-MDA5 (50-90 %) además de en los que la MI se asocia a anticuerpos anti-U1-RNP (66 %) y anti-PM/Scl (50 %). Dentro de los pacientes con anticuerpos antisintetasa, los que más riesgo tienen de sufrir esta complicación son aquellos con anticuerpos anti-OJ (100 %), anti-PL12 (90 %) y anti-KS (88 %) en comparación con el 50-80 % de los pacientes con anti-Jo1. Los anticuerpos anti-MDA5, por su parte, se asocian con un tipo específico de EPI rápidamente progresiva, que es altamente refractaria al tratamiento médico y se asocia a una gran morbi-mortalidad. En la tabla 1, se recogen otros anticuerpos asociados con MI y, en menor medida, con EPI .[8-15]

Los factores clínicos que se han asociado a un mayor del riesgo de EPI, además de la afectación cutánea y los anticuerpos anti-Jo1 y anti-MDA5, son la artritis/artralgia, la edad avanzada al diagnóstico y una velocidad de sedimentación globular o proteína C reactiva elevadas.[16]

2.2 Diagnóstico

Para el diagnóstico y seguimiento de la neumopatía intersticial se dispone de dos herramientas básicas: las pruebas de función respiratoria (PFRs) y la tomografía computarizada de alta resolución (TCAR).

Las PFRs son el método de elección para el seguimiento de la EPI y ayudan a diferenciar la neumopatía intersticial del resto de causas de afectación pulmonar asociadas a la MI. Así, lo habitual en pacientes con EPI y MI es observar un patrón restrictivo con descenso de la capacidad vital forzada (CVF), de la difusión del CO (DCLO) y de la capacidad pulmonar (TLC). Cuando estas alteraciones se acompañan de una disminución de las presiones inspiratoria y espiratoria máximas (PIM/PEM), hay que valorar la posibilidad de que la debilidad muscular de los músculos respiratorios sea la causa de la afectación respiratoria,[10,18] mientras que un descenso excesivo de la DLCO en comparación con la CVF (ratio de CVF/DLCO > 1,6) apunta a hipertensión pulmonar.[18]

La TCAR es la prueba radiológica más sensible para la detección de la EPI y permite definir de manera muy precisa la extensión de la enfermedad pulmonar y descartar otras causas de afectación pulmonar (tumores, infecciones o afectación pleural). Los hallazgos más habituales asociados a EPI en esta prueba son las opacidades en vidrio deslustrado, la reticulación, las opacidades alveolares y las imágenes en «panal de abeja».[19,20] A pesar de que en los últimos años se han desarrollado protocolos capaces de disminuir drásticamente la dosis de radiación ionizante asociada al uso de la TCAR, hoy en día esta prueba no está recomendada para el control evolutivo rutinario de la EPI debido al incremento del riesgo de neoplasias asociado a la radiación ionizante, pero está indicada para el diagnóstico en los casos de sospecha de EPI y en los que se presentan dudas sobre la causa de la afectación pulmonar.[20,21]

En casos puntuales pueden ser útiles otras técnicas complementarias. La broncoscopia con lavado broncoalveolar estaría indicada para descartar infecciones pulmonares atípicas, como las secundarias a *Mycobacterium avium intracellulare*, neumonía por *Pneucomystis jirovecii*, *Nocardia*, CMV e infecciones fúngicas. En cuanto a la biopsia pulmonar, el patrón más característico es la neumopatía intersticial no específica (NINE) seguida por la neumopatía intersticial usual (NIU),[9] que presentan una buena correspondencia entre las imágenes de TCAR y el patrón histológico. Por este motivo y dados los elevados riesgos asociados a su aplicación y su limitado valor tanto como pronóstico como para guiar el tratamiento, su uso hoy en día es, cuando menos, controvertido. En caso de precisarse, habitualmente se prefiere la criobiopsia (de menor riesgo) en detrimento de la biopsia pulmonar a cielo abierto o la videotoracoscopia.

Finalmente, hay una serie de herramientas que en el futuro podrían tener un papel en el diagnóstico y seguimiento de la EPI, pero que hoy en día están limitadas a contextos de investigación clínica. Entre los biomarcadores séricos de EPI destaca la glicoproteína KL-6, asociada a la gravedad de la EPI en varios estudios prospectivos.[22, 23] Por otra parte, se han propuesto algunas técnicas de imagen que no utilizan radiación ionizante y que podrían utilizarse para la monitorización evolutiva de la EPI. Así, la RM nuclear torácica ha demostrado ser útil para la cuantificar la extensión de la EPI en la MI.[24] Esta misma técnica, utilizando altos campos magnéticos o contraste paramagnético, podría aplicarse en el futuro para discriminar entre formas activas y crónicas de EPI. La ecografía torácica también podría utilizarse para la monitorización de la EPI en pacientes con miopatía inflamatoria. Así, algunos signos ecográficos como las líneas B ecográficas y la irregularidad pleural se correlacionan con la extensión de la EPI en pacientes con MI.[25,26]

2.3 Pronóstico y tratamiento

El tipo de autoanticuerpo es útil para determinar el pronóstico de la EPI. Así, los pacientes con EPI por anticuerpos antisintetasa,[14,15] anticuerpos U1-RNP y anti-PM/Scl suelen presentar cursos evolutivos estacionarios con tendencia a la cronicidad, mientras que los pacientes con anticuerpos anti-MDA5 se asocian a formas rápidamente progresivas de EPI que requieren habitualmente tratamiento combinado intensivo, en ocasiones con varias medidas farmacológicas y no farmacológicas simultáneamente (como el recambio plasmático y las columnas de polimixina B). En estos casos y como última alternativa es crítico planificar el trasplante pulmonar con suficiente antelación.

La primera línea de tratamiento en la MI asociada a EPI son los glucocorticoides, habitualmente con dosis de inicio entre 40 y 100 mg/día, que en casos graves se pueden complementar con «bolus» intravenosos de 500-1.000 mg/día durante los dos o tres primeros días de tratamiento. Además de los glucocorticoides, es habitual asociar otros fármacos inmunodepresores a la pauta basal, y se ha observado una mejor supervivencia si el tratamiento inmunodepresor adyuvante se implementa conjuntamente con el tratamiento glucocorticoideo en vez de esperar hasta el fracaso del primero para su inicio.[27]

Se han propuesto múltiples fármacos adyuvantes útiles en la EPI. El grado de evidencia en que se basa su utilización es limitado y generalmente está fundado en series de casos o estudios retrospectivos. Entre ellos destaca la azatioprina, el micofenolato, los fármacos anticalcineurínicos (ciclosporina y tacrolimus), la ciclofosfamida, el rituximab y las inmunoglobulinas endovenosas.[28-33] Por otra parte, existen tratamientos no farmacológicos de la EPI que han mostrado utilidad en casos de excepcional gravedad, entre ellos el recambio plasmático y la hemoperfusión con columnas de polimixina B, el trasplante autólogo de células madre hematopoyéticas y, como última alternativa, el trasplante pulmonar ya mencionado anteriormente (véase la tabla 2).

La azatioprina es uno de los fármacos más usados para tratar la EPI de la MI como complemento a los glucocorticoides en dosis habituales de 2 mg/Kg/día, a pesar de que la evidencia de su eficacia está basada en series de casos retrospectivas en las que se ha asociado su administración a una reducción de la disnea y una estabilización de las pruebas de función respiratoria. Entre sus efectos secundarios potenciales se incluyen leucopenia, infecciones oportunistas, hepatotoxicidad y aumento de riesgo de neoplasias cutáneas.

Alternativas farmacológicas	Dosis	Efectos adversos
Tratamiento de base		
Prednisona	1 mg/kg/día, 4-6 semanas	Osteoporosis, intolerancia a los hidratos de carbono, psicosis corticoidea, síndrome de Cushing
Metilprednisolona	1 g/día, 3 días	Como prednisona
Tratamiento adyuvante de primera línea		
Azatioprina	2 mg/kg/día	Infecciones oportunistas, leucopenia, neoplasias cutáneas
Micofenolato	2-3 g/día	Citopenias, incremento de transaminasas, intolerancia gastrointestinal, aumento del riesgo de infecciones
Ciclosporina	150 mg/día (niveles séricos entre 100-200 ng/mL)	Hipertensión arterial, insuficiencia renal, alteraciones gastrointestinales
Tacrolimus	1-3 mg/día al inicio (niveles séricos entre 5-20 ng/mL)	Similares a ciclosporina
Tratamiento adyuvante de segunda línea		
Rituximab	500 mg-1 g repetido a los 15 días cada 6-12 meses	Aumento de infecciones
Inmunoglobulina IV	2 g/kg/mes (repartidos en 3-5 días)	Náuseas, cefalea, taquicardia, fiebre, escalofríos, malestar general, anafilaxia
Ciclofosfamida	300-800 mg/m^2 IV cada 4 semanas	Náuseas, vómitos, leucopenia, cistitis hemorrágica maligna, infecciones oportunistas
Otros fármacos		
Adalimumab	Escasa experiencia	
Metotrexato	No recomendado en pacientes con neumopatía intersticial	

Continúa

Continuación

Alternativas farmacológicas	Dosis	Efectos adversos
Alternativas no farmacológicas		
Recambio plasmático	Escasa experiencia. Formas rápidamente progresivas	
Hemoperfusión con columnas de polimixina B	Escasa experiencia (en pacientes con neumonitis rápidamente progresiva con anticuerpos anti-MDA5)	
Trasplante autólogo progenitores hematopoyéticos	Escasa experiencia	
Trasplante pulmonar	Escasa experiencia	
Profilaxis		
Pneumocystis jirovecii	En inmunodepresión intensa. TMP-SMX 160/800 mg tres veces a la semana o 80/400 mg al día	
Actualización del calendario vacunal		
Interrupción del hábito tabáquico		

IV intravenoso. TMP/SMX: trimetoprim/sulfametoxazol.

Tabla 2. Tratamiento de la enfermedad pulmonar intersticial en la miopatía inflamatoria.

El micofenolato de mofetilo, en dosis de 2-3 g/día, ha mostrado mejoría de las pruebas de función respiratoria y reducción de la dosis de prednisona y de la disnea en series de casos, y es una de las alternativas de primera línea para el tratamiento de la EPI en la MI.[29] Habitualmente presenta buena tolerancia, y sus efectos secundarios más habituales son citopenias, elevación de transaminasas, incremento del riesgo de infección e intolerancia gastrointestinal.

Los antagonistas de la calcineurina son, probablemente, el grupo de fármacos que han evidenciado más claramente su efectividad para tratar la EPI de la MI.[30] La ciclosporina ha mostrado, en varias series de casos, mejoría de las pruebas de función respiratoria y aumento de la supervivencia en comparación con el tratamiento único con prednisona. Por su parte el tacrolimus también ha mostrado eficacia en series de casos retrospectivas y una revisión sistemática, estabilizando o mejorando las pruebas de función respiratoria. Sus efectos secundarios son similares e incluyen hipertensión, insuficiencia renal y alteraciones gastrointestinales. Es preciso monitorizar sus valores sanguíneos para ajustar la dosis correctamente. Los valores séricos recomendados varían entre 100 y 200 ng/mL para la ciclosporina y entre 5-20 ng/mL para el tacrolimus.

La administración de rituximab se ha asociado a mejoría de las pruebas respiratorias en series de casos retrospectivas induciendo depleción de células B CD20+ por un periodo de alrededor de seis a nueve meses. Como efecto adverso más frecuente se ha asociado a mayor riesgo de infecciones.[31]

Las inmunoglobulinas endovenosas son altamente eficaces para el tratamiento de la afectación muscular de las MI, pero es escasa la evidencia existente para recomendar su utilización en la afectación pulmonar, dado que se trata de pequeñas series de casos con resultados poco concluyentes.[32] Este tratamiento es útil principalmente para aquel grupo de pacientes con contraindicaciones relativas al uso de inmunodepresores. Entre sus efectos secundarios más importantes se incluyen los síntomas gripales y, muy raramente, la anafilaxia.

En cuanto a la ciclofosfamida, existe una revisión sistemática de doce estudios previos en los que se indica que este fármaco se asocia a mejoría de la EPI en más de la mitad de los pacientes. También se ha realizado un ensayo clínico combinando ciclofosfamida con ciclosporina A en pacientes con EPI aguda, en el que se ha observado un 50 % de mortalidad a los tres meses pero una buena evolución del otro 50 % a dos años. En cuanto a su vía de administración, por extrapolación de estudios realizados en otras enfermedades autoinmunes, se ha observado que la vía endovenosa se asocia a menor frecuencia de efectos secundarios y por tanto es la recomendada. Entre sus efectos adversos se incluyen intolerancia digestiva, leucopenia, infecciones oportunistas, cistitis hemorrágica y neoplasias secundarias. Por todo esto, suele utilizarse como fármaco de reserva para casos de extrema gravedad.[31]

El metotrexato es uno de los fármacos más usados para tratar la afectación muscular en las miositis. A pesar de que tiene un perfil de seguridad aceptable, se ha estimado que alrededor de uno de cada doscientos casos puede presentar neumonitis intersticial medicamentosa[34] que es difícil de diferenciar de la EPI secundaria a la MI. Por este motivo, su uso no está recomendado si el paciente presenta esta manifestación de la enfermedad.

Otras medidas de carácter preventivo a tener en cuenta en estos pacientes son la profilaxis de *Pneumocystis jirovecii* en pacientes bajo tratamiento inmunodepresor intensivo, la actualización del calendario vacunal y la interrupción del hábito tabáquico. Aquellos pacientes con formas graves de EPI pueden beneficiarse de oxigenoterapia domiciliaria.

3   Síndrome por anticuerpos antisintetasa

3.1   Introducción

El SAS es un síndrome caracterizado por la presencia de miositis, poliartritis, EPI, fenómeno de Raynaud, «manos de mecánico» y fiebre[19-35] en pacientes con anticuerpos contra las aminoacil ARN-t sintetasas. Tanto los pacientes con PM como aquellos con DM pueden presentar SAS.

3.2   Anticuerpos en el síndrome antisintetasa

Los anticuerpos que se encuentran en el suero de los pacientes con SAS reconocen la sintetasa que cataliza la unión de cada aminoácido con su ARN transferente. Son llamados, por lo tanto, anticuerpos antisintetasa. El primer anticuerpo de este tipo que se describió fue el que se corresponde con el anti-histidil ARNt sintetasa o anti-Jo-1 en honor al primer paciente en que fue detectado[36] y es el más frecuente en el SAS, ya que se encuentra en el 68-87 % de los pacientes con este síndrome.

Desde 1980, año en el que el anti-Jo1 fue descrito, se han descubierto otros siete anticuerpos antisintetasa: anti-treonil-tRNA sintetasa (anti-PL-7), anti-alanil-tRNA sintetasa (anti-PL-12), anti-isoleucil-tRNA sintetasa (anti-OJ), anti-glicil-tRNA sintetasa (anti-EJ), anti-asparaginil-tRNA sintetasa (anti-KS), anti-tirosil-tRNA sintetasa (anti-YRS) y anti-fenilalanil-tRNA sintetasa (anti-Zo).

3.3   Epidemiología

El SAS es un síndrome poco frecuente. Aproximadamente en un 20 % de las miopatías inflamatorias se hallan anticuerpos anti-Jo1, que es, como se ha comentado anteriormente, el anticuerpo más frecuentemente asociado al SAS (68-87 %), seguido del anti-PL7 y el anti-PL12. Los demás anticuerpos antisintetasa se presentan en menos del 1 % de los pacientes con MI.

3.4 Clínica

La afectación muscular en los pacientes con SAS es bilateral, proximal y simétrica,[15,21] y puede manifestarse en cualquier momento de la enfermedad, estar ausente o presente de forma subclínica. Es la manifestación clínica más frecuente en los pacientes con anticuerpos anti-Jo1 (67-100 %) y se da con menos frecuencia y gravedad en los pacientes con otros anticuerpos antisintetasa .

Como ya se ha dicho, la neumopatía intersticial es la manifestación extramuscular más frecuente del SAS y la causante de gran parte de la morbimortalidad asociada a este síndrome.

Por lo que se refiere a la afectación articular en el SAS, es poliarticular y simétrica. Puede ser erosiva o presentar luxación tipo Jaccoud. En ocasiones, al ser la primera manifestación de la enfermedad, se puede confundir con artritis reumatoide. Las articulaciones más afectadas son las interfalángicas proximales, las metacarpofalángicas, las muñecas, los codos, las rodillas y los tobillos.[14,15]

El fenómeno de Raynaud asociado a alteraciones en el lecho ungueal se presenta en un tercio de los pacientes con SAS. Cuando aparece solo, sin otros síntomas, puede confundirse con formas incipientes de esclerodermia, por lo que es importante en estos casos incluir el SAS en el diagnóstico diferencial.

A la hiperqueratosis digital y fisuración de los laterales y palmas de las manos se le conoce como «manos de mecánico». Este signo clínico es característico pero no específico del SAS, ya que se ha observado con otros anticuerpos como anti-Mi2, anti-PM/Scl o anti-MDA5.

La fiebre es un signo inespecífico asociado a la actividad del SAS, por lo que es importante descartar infecciones concomitantes en estos pacientes siempre que aparezca esta manifestación de la enfermedad.

3.5 Diagnóstico

No existen en la actualidad unos criterios diagnósticos definidos para el SAS. Se considera, de acuerdo con lo sugerido por Targoff, que un paciente tiene SAS si presenta dos manifestaciones clínicas de la enfermedad y se detectan cualquiera de los anticuerpos antisintetasa.

En ocasiones, es difícil sospechar clínicamente esta entidad, dado que puede debutar con un único síntoma como artritis, miositis o EPI, en vez de con el cuadro florido característico de la enfermedad.

Se pueden detectar los anticuerpos antisintetasa con distintas técnicas. Las más extendidas como cribado son el inmunoanálisis enzimático (ELISA) y el blot en línea. Dada la diferente sensibilidad y especificidad de los distintos procedimientos inmunológicos, se recomienda confirmar los anticuerpos por dos técnicas diferentes, como la inmunoprecipitación, que se considera el método confirmatorio de referencia para la detección de autoanticuerpos asociados a miositis.

3.6 Pronóstico y tratamiento

La EPI, las infecciones y las neoplasias son las principales causas de mortalidad en el SAS.[15,37,38] Según varios estudios, los pacientes con anticuerpos anti-PL-7 y anti-PL-12 se asocian a una EPI más grave y presentan mayor mortalidad[39] que los que son positivos para anti-Jo-1. De la misma forma, la presencia de anti-Ro52 se ha asociado con un incremento de la gravedad de la clínica en pacientes con anti-Jo1.[37]

Hoy por hoy, el tratamiento de las diferentes manifestaciones de la enfermedad no es distinto en el SAS que en el resto de las miositis. La pauta más habitual es la combinación de glucocorticoides con un segundo inmunodepresor. La afectación muscular habitualmente responde correctamente al tratamiento inmunodepresor durante el primer año, por lo que lo más habitual es utilizar pautas de tratamiento con un perfil bajo de efectos adversos (glucocorticoides y metotrexato o azatioprina).

Como se dijo en la sección anterior, la afectación pulmonar en este tipo de pacientes tiende a presentar un curso clínico estacionario tras el empeoramiento inicial, por lo que es muy complicado diferenciar entre actividad y daño a nivel pulmonar. El manejo de la EPI no difiere de lo explicado anteriormente.

Bibliografía

1. Ma X, Chen Z, Hu W, Guo Z, Wang Y, Kuwana M, et al. Clinical and serological features of patients with dermatomyositis complicated by spontaneous pneumomediastinum. Clin Rheumatol. 2016; 35: 489-93.

2. Trallero-Araguas E, Rodrigo-Pendas JA, Selva-O'Callaghan A, Martinez-Gomez X, Bosch X, Labrador-Horrillo M, et al. Usefulness of anti-p155 autoantibody for diagnosing cancer-associated dermatomyositis: a systematic review and meta-analysis. Arthritis Rheum. 2012; 64: 523-32.

3. Fathi M, Vikgren J, Boijsen M, Tylen U, Jorfeldt L, Tornling G, et al. Interstitial lung disease in polymyositis and dermatomyositis: longitudinal evaluation by pulmonary function and radiology. Arthritis Rheum. 2008; 59: 677-85.

4. Marie I, Hachulla E, Cherin P, Dominique S, Hatron PY, Hellot MF, et al. Interstitial lung disease in polymyositis and dermatomyositis. Arthritis Rheum. 2002; 47: 614-22.

5. Pinal-Fernandez I, Parks C, Werner JL, Albayda J, Paik J, Danoff S, et al. Longitudinal course of disease in a large cohort of myositis patients with autoantibodies recognizing the signal recognition particle. Arthritis Care Res (Hoboken). 2016. doi: 10.1002/acr.22920

6. Watanabe Y, Uruha A, Suzuki S, Nakahara J, Hamanaka K, Takayama K, et al. Clinical features and prognosis in anti-SRP and anti-HMGCR necrotising myopathy. J Neurol Neurosurg Psychiatry. 2016; 87: 1038-44.

7. Christopher-Stine L, Casciola-Rosen LA, Hong G, Chung T, Corse AM, Mammen AL. A novel autoantibody recognizing 200-kd and 100-kd proteins is associated with an immune-mediated necrotizing myopathy. Arthritis Rheum. 2010; 62: 2757-66.

8. Connors GR, Christopher-Stine L, Oddis CV, Danoff SK. Interstitial lung disease associated with the idiopathic inflammatory myopathies: what progress has been made in the past 35 years? Chest. 2010; 138: 1464-74.

9. Hall JC, Rosen LC, Danoff SK, Samedy LA, Christopher-Stine L. Expanding the Clinical and Serological Spectrum of MDA5-Associated Dermatomyositis. Arthritis Rheum-Us. 2012; 64: S95-S.

10. Labrador-Horrillo M, Martinez MA, Selva-O'Callaghan A, Trallero-Araguas E, Balada E, Vilardell-Tarres M, et al. Anti-MDA5 antibodies in a large Mediterranean population of adults with dermatomyositis. J Immunol Res. 2014; 2014: 290797.

11. Sato S, Kuwana M, Hirakata M. Clinical characteristics of Japanese patients with anti-OJ (anti-isoleucyl-tRNA synthetase) autoantibodies. Rheumatology (Oxford). 2007; 46: 842-5.

12. Kalluri M, Sahn SA, Oddis CV, Gharib SL, Christopher-Stine L, Danoff SK, et al. Clinical profile of anti-PL-12 autoantibody. Cohort study and review of the literature. Chest. 2009; 135: 1550-6.

13. Hirakata M, Suwa A, Nagai S, Kron MA, Trieu EP, Mimori T, et al. Anti-KS: identification of autoantibodies to asparaginyl-transfer RNA synthetase associated with interstitial lung disease. J Immunol. 1999; 162: 2315-20.

14. Cavagna L, Nuno L, Scire CA, Govoni M, Longo FJ, Franceschini F, et al. Clinical Spectrum Time Course in Anti Jo-1 Positive Antisynthetase Syndrome: Results From an International Retrospective Multicenter Study. Medicine (Baltimore). 2015; 94: e1144.

15. Trallero-Araguas E, Grau-Junyent JM, Labirua-Iturburu A, Garcia-Hernandez FJ, Monteagudo-Jimenez M, Fraile-Rodriguez G, et al. Clinical manifestations and long-term outcome of anti-Jo1 antisynthetase patients in a large cohort of Spanish patients from the GEAS-IIM group. Semin Arthritis Rheum. 2016; 46: 225-31.

16. Zhang L, Wu G, Gao D, Liu G, Pan L, Ni L, et al. Factors Associated with Interstitial

Lung Disease in Patients with Polymyositis and Dermatomyositis: A Systematic Review and Meta-Analysis. PLoS One. 2016; 11: e0155381.

17. Lega JC, Reynaud Q, Belot A, Fabien N, Durieu I, Cottin V. Idiopathic inflammatory myopathies and the lung. Eur Respir Rev. 2015; 24: 216-38.

18. Steen V, Medsger TA, Jr. Predictors of isolated pulmonary hypertension in patients with systemic sclerosis and limited cutaneous involvement. Arthritis Rheum. 2003; 48: 516-22.

19. Ikezoe J, Johkoh T, Kohno N, Takeuchi N, Ichikado K, Nakamura H. High-resolution CT findings of lung disease in patients with polymyositis and dermatomyositis. J Thorac Imaging. 1996; 11: 250-9.

20. Pinal-Fenandez I. Estudio de nuevas técnicas de imagen en la evaluación y seguimiento de la neumopatía intersticial en las enfermedades autoinmunes sistémicas. Tesis Doctoral. Barcelona: Universitat Autónoma de Barcelona; 2014.

21. Labirua-Iturburu A. Nuevos conceptos en el Síndrome por Anticuerpos Antisintetasa. Tesis Doctoral. Barcelona, España: Universidad Autónoma de Barcelona; 2013.

22. Bandoh S, Fujita J, Ohtsuki Y, Ueda Y, Hojo S, Tokuda M, et al. Sequential changes of KL-6 in sera of patients with interstitial pneumonia associated with polymyositis/dermatomyositis. Ann Rheum Dis. 2000; 59: 257-62.

23. Kubo M, Ihn H, Yamane K, Kikuchi K, Yazawa N, Soma Y, et al. Serum KL-6 in adult patients with polymyositis and dermatomyositis. Rheumatology (Oxford). 2000; 39: 632-6.

24. Pinal-Fernandez I, Pineda-Sanchez V, Pallisa-Nunez E, Simeon-Aznar CP, Selva-O'Callaghan A, Fonollosa-Pla V, et al. Fast 1.5 T chest MRI for the assessment of interstitial lung disease extent secondary to systemic sclerosis. Clin Rheumatol. 2016; 35: 2339-45.

25. Pinal-Fernandez I, Pallisa-Nunez E, Selva-O'Callaghan A, Castella-Fierro E, Sime-

on-Aznar CP, Fonollosa-Pla V, et al. Pleural irregularity, a new ultrasound sign for the study of interstitial lung disease in systemic sclerosis and antisynthetase syndrome. Clin Exp Rheumatol. 2015; 33: S136-41.

26. Pinal Fernandez I, Pallisa Nunez E, Selva-O'Callaghan A, Castella-Fierro E, Martinez-Gomez X, Vilardell-Tarres M. Correlation of ultrasound B-lines with high-resolution computed tomography in antisynthetase syndrome. Clin Exp Rheumatol. 2014; 32: 404-7.

27. Takada K, Kishi J, Miyasaka N. Step-up versus primary intensive approach to the treatment of interstitial pneumonia associated with dermatomyositis/polymyositis: a retrospective study. Mod Rheumatol. 2007; 17: 123-30.

28. Mira-Avendano IC, Parambil JG, Yadav R, Arrossi V, Xu M, Chapman JT, et al. A retrospective review of clinical features and treatment outcomes in steroid-resistant interstitial lung disease from polymyositis/dermatomyositis. Respir Med. 2013; 107: 890-6.

29. Morganroth PA, Kreider ME, Werth VP. Mycophenolate mofetil for interstitial lung disease in dermatomyositis. Arthritis Care Res (Hoboken). 2010; 62: 1496-501.

30. Ge Y, Zhou H, Shi J, Ye B, Peng Q, Lu X, et al. The efficacy of tacrolimus in patients with refractory dermatomyositis/polymyositis: a systematic review. Clin Rheumatol. 2015; 34: 2097-103.

31. Yamasaki Y, Yamada H, Yamasaki M, Ohkubo M, Azuma K, Matsuoka S, et al. Intravenous cyclophosphamide therapy for progressive interstitial pneumonia in patients with polymyositis/dermatomyositis. Rheumatology (Oxford). 2007; 46: 124-30.

32. Oddis CV, Reed AM, Aggarwal R, Rider LG, Ascherman DP, Levesque MC, et al. Rituximab in the treatment of refractory adult and juvenile dermatomyositis and adult polymyositis: a randomized, placebo-phase trial. Arthritis Rheum. 2013; 65: 314-24.

33. Suzuki Y, Hayakawa H, Miwa S, Shirai M, Fujii M, Gemma H, et al. Intravenous immunoglobulin therapy for refractory interstitial lung disease associated with polymyositis/dermatomyositis. Lung. 2009; 187: 201-6.
34. Sathi N, Chikura B, Kaushik VV, Wiswell R, Dawson JK. How common is methotrexate pneumonitis? A large prospective study investigates. Clin Rheumatol. 2012; 31: 79-83.
35. Marguerie C, Bunn CC, Beynon HL, Bernstein RM, Hughes JM, So AK, et al. Polymyositis, pulmonary fibrosis and autoantibodies to aminoacyl-tRNA synthetase enzymes. Q J Med. 1990; 77: 1019-38.
36. Nishikai M, Reichlin M. Heterogeneity of precipitating antibodies in polymyositis and dermatomyositis. Characterization of the Jo-1 antibody system. Arthritis Rheum. 1980; 23: 881-8.
37. Marie I, Hatron P, Dominique S, Cherin P, Mouthon L, Menard J. Short-term and long-term outcome of anti-jo1-positive patients with anti-ro52 antibody. Semin Arthritis Rheum. 2012; 41: 890-9.
38. Spath M, Schroder M, Schlotter-Weigel B, Walter MC, Hautmann H, Leinsinger G, et al. The long-term outcome of anti-Jo-1-positive inflammatory myopathies. J Neurol. 2004; 251: 859-64.
39. Marie I, Josse S, Decaux O, Dominique S, Diot E, Landron C, et al. Comparison of long-term outcome between anti-Jo1- and anti-PL7/PL12 positive patients with antisynthetase syndrome. Autoimmun Rev. 2012; 11: 739-45.

Capítulo 4

Miositis y pruebas complementarias. Electromiograma, ecografía, capilaroscopia y resonancia magnética

X. Tomás-Batlle,[1] A.I. García-Díez,[1] J. Valls-Solé,[2] N. Iniesta,[3] V. Collado,[4] J.C. Milisenda[5]

[1] Servicio de Radiodiagnóstico
Sección de Radiología Músculo-Esquelética
Hospital Clínic
Barcelona

[2] Unidad de Electromiografía
Servicio de Neurología
Hospital Clínic
Universidad de Barcelona
Barcelona

[3] Departamento de Enfermedades Autoinmunes
Servicio de Medicina Interna
Hospital Clínic
Barcelona

[4] Servicio de Reumatología
Instituto de Investigaciones Médicas Alfredo Lanari
Buenos Aires (Argentina)

[5] Unidad de Enfermedades Musculares
Serivicio de Medicina Interna
Hospital Clínic
Barcelona

Dirección para correspondencia
Xavier Tomás Batlle MD PhD
xtomas@clinic.ub.es

Sinopsis

En las miopatías inflamatorias idiopáticas, los métodos complementarios de diagnóstico aportan datos cruciales y necesarios. El electromiograma permite valorar la presencia de un patrón miopático y realizar el diagnóstico diferencial con respecto a otras enfermedades musculares o neuropáticas. La ecografía, un elemento en desarrollo en el campo de las enfermedades neuromusculares, permite hacer una rápida valoración del paciente. La capilaroscopia ofrece la posibilidad de observar el estado de la microvasculatura, sobre todo en la dermatomiositis. Y por último con la RM muscular valoramos la presencia de edema o atrofia muscular, lo que la hace ideal para estudiar la progresión de la enfermedad y, en algunas situaciones, para guiar una biopsia muscular.

1 Electromiograma

El electrodiagnóstico es una de las pruebas paraclínicas más útiles para estudiar las afecciones neuromusculares. Uno de los motivos más frecuentes de consulta es el síntoma debilidad. En estos casos, la sospecha de miopatía estará en relación con la distribución de la debilidad, la ausencia de signos sensitivos relevantes y las características generales del cuadro clínico. Fue precisamente el uso de la electromiografía de aguja en la diferenciación entre neuropatía y miopatía la primera publicación sobre la utilidad clínica del electrodiagnóstico en neurología.[1] Posteriormente se han mejorado las técnicas y se han desarrollado nuevos métodos, pero la idea inicial expuesta por Buchthal sigue estando vigente, dado que se fundamente en las bases fisiológicas de la organización del sistema neuromuscular.

1.1   Fundamentos fisiopatológicos del estudio electrodiagnóstico en las miopatías

La base del diagnóstico diferencial electromiográfico entre las afecciones miopáticas y neuropáticas está en el concepto de unidad motora: el conjunto formado por una motoneurona del asta anterior medular, su axón y todas las fibras musculares que dependen de él. Debe tenerse en cuenta que las fibras musculares de una unidad motora están distribuidas al azar y cubren a veces toda la sección de un fascículo, entremezcladas con las de otras unidades motoras. Un electrodo de aguja para registro electromiográfico insertado en un músculo mostrará potenciales de acción de las unidades motoras (PAUM) reclutadas durante la contracción muscular. Este hecho condiciona los dos principales hallazgos en la electromiografía de aguja en pacientes miopáticos (véase la figura 1).

A diferencia de las afecciones neuropáticas que cursan con pérdida funcional de motoneuronas o axones, las afecciones miopáticas se caracterizan por la pérdida funcional de fibras musculares. Por ello, no afectan al número de unidades motoras a disposición del sistema nervioso central (SNC) en la programación del movimiento. La contracción muscular necesaria para la realización del movimiento requerido cursará con la activación de las unidades motoras asequibles. Por lo tanto, el número de unidades motoras reclutado durante el esfuerzo muscular será normal en las miopatías. Sin embargo, el SNC recibe retroalimentación sobre las consecuencias reales de la ejecución de los mensajes emitidos y, en definitiva, sobre la tarea pretendida. Dada la debilidad característica de las miopatías, la información que recibirá el SNC será que no se ha conseguido el objetivo propuesto, es decir, no se ha llegado a ejecutar el grado de fuerza que sería esperable por el número de unidades motoras reclutadas y, por ello, enviará órdenes para reclutar un mayor número de unidades motoras. De este modo, el registro electromiográfico durante la contracción muscular será

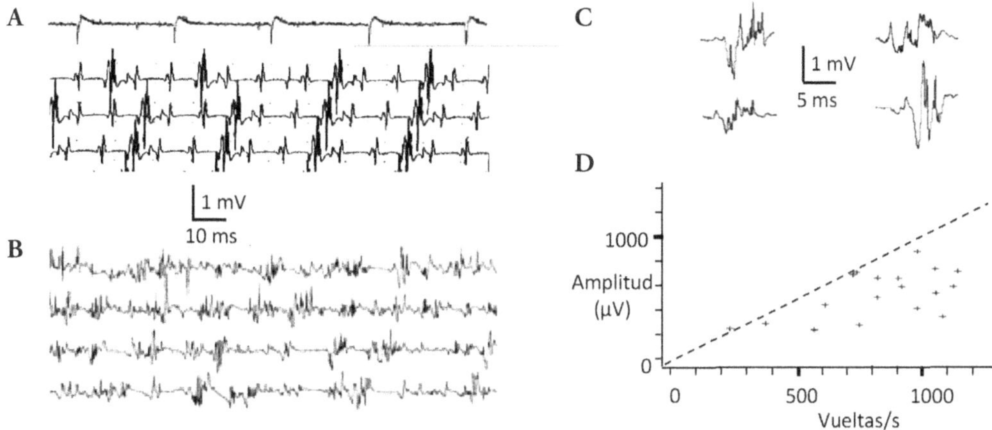

Figura 1. Registro electromiográfico en un paciente con dermatomiositis. A: Registro en condición de reposo. Se observan potenciales de fibrilación y ondas lentas (trazo superior) así como algunas descargas de potenciales de acción repetitivos a alta frecuencia (trazos inferiores). B: Registro durante la contracción muscular voluntaria. Se observa un patrón denso, de baja amplitud media. C: Detalle de algunos potenciales de unidad motora. Se observan abundante polifasia, duración acortada y amplitud reducida. D: Resultado de la cuantificación de 20 segmentos de trazado electromiográfico recogido durante contracción muscular. Se observa un aumento relativo del número de vueltas respecto a la amplitud de las vueltas (la gran mayoría de puntos se sitúan por debajo de la línea bisectriz imaginaria que indicaría una proporción equilibrada entre vueltas y amplitud).

denso, repleto de PAUMs pequeños, que se reclutarán precozmente en relación al nivel de fuerza desarrollado.

Por otro lado, el PAUM depende de la composición geográfica de las fibras musculares que constituyen la unidad motora activada. Esta disposición es desconocida para el examinador y, por tanto, la forma del PAUM es arbitraria e irregular. No obstante, tiene unos componentes característicos: el pico del PAUM depende de las fibras musculares que por azar han quedado más cercanas al electrodo de registro, mientras que las fibras progresivamente más alejadas configuran las fases de acercamiento y alejamiento. Habitualmente, estas fases son suaves e indican una distancia progresivamente mayor de las fibras de la unidad motora. En las miopatías, estas fases de acercamiento y alejamiento se reducen como consecuencia de la disminución del número de fibras musculares por unidad motora. El PAUM puede presentar una amplitud variable, pero tendrá típicamente una duración acortada, y las fases inicial y final del potencial serán más bruscas que las de un PAUM normal.

1.2   Otros aspectos del electrodiagnóstico en las miopatías

Una consecuencia lógica de los dos aspectos fundamentales del registro electromiográfico de las miopatías mencionados anteriormente es el aumento de las frecuencias altas en el patrón electromiográfico de contracción muscular, ya que presenta un mayor número de PAUMs con cambios bruscos en la dirección de las oscilaciones. Este hecho ha sido aprovechado para obtener índices cuantitativos de la disfunción, por ejemplo, representando el número de «vueltas» de la oscilación en relación a su amplitud media. Esto da lugar a una nube de puntos en un eje de coordenadas que indicará miopatía cuando el eje se desplace hacia un mayor número de vueltas e indicará neuropatía cuando se desplace hacia un aumento de la amplitud.[2] La sospecha de miopatía puede presentarse en algunas ocasiones de manera imprevista durante el estudio electrodiagnóstico de pacientes en los que no es posible efectuar una buena anamnesis (pacientes en UCI, con trastornos cognitivos o con poca colaboración por motivos diversos). La exploración electrofisiológica comporta, la mayoría de las veces, el estudio de conducción nerviosa en nervios motores y sensitivos. El hallazgo de potenciales de acción motores de amplitud disminuida con potenciales de acción sensitivos de amplitud normal debe hacernos pensar en la posibilidad de que exista miopatía, aunque el diagnóstico diferencial cubre, obviamente, otras afecciones tales como lesiones preganglionares, síndromes de disfunción de la transmisión neuromuscular presinápticos o simplemente errores técnicos.

En el estudio electrodiagnóstico pueden presentarse determinados tipos de miopatías junto con signos de neuropatía, lo cual hace difícil sacar conclusiones en el informe de la exploración. Tal es el caso con la miopatía con cuerpos de inclusión o cualquier miopatía en el contexto de enfermedad sistémica. Las miopatías lentamente evolutivas en las que el paciente se adapta fácilmente a su condición física y, por ello, refiere poca sintomatología, no siempre orientativa, pueden ser de diagnóstico complejo. Este es el caso, por ejemplo, de la distrofia facio-escápulo-humeral, que puede presentarse con deformidades osteoesqueléticas peculiares en zona periescapular y en la que también pueden observarse signos neuropáticos. Las miopatías que cursan con miotonía (una de las pocas entidades cuyo diagnóstico puede ser sugerido por la electromiografía) presentan datos patognomónicos en el electrodiagnóstico. En estas afecciones (miotonía de Steinert, miotonía de Thompson, paramiotonía y otras) es típico observar descargas miotónicas provocadas por la inserción del electrodo o contaminando la contracción muscular.

1.3   Aspectos electrodiagnósticos específicos de las miopatías inflamatorias

Las características del electrodiagnóstico son comunes a la mayoría de miopatías de tal modo que no es posible llegar a un diagnóstico etiológico, pero este no es el caso de la miopatía inflamatoria. El proceso fisiopatológico de las miopatías inflamatorias implica un infiltrado inflamatorio y un edema intersticial e intrafascicular. Esto comporta una compresión de los ramos terminales de los axones motores, que puede dar lugar al bloqueo de la conducción distal. De esta manera, los fenómenos miopáticos se mezclan con las manifestaciones características de una neuropatía muy distal. Es típico observar actividad espontánea, a menudo prominente, en forma de fibrilación, ondas lentas y descargas de hiperactividad tales como descargas mioquímicas, neuromiotónicas o de alta frecuencia. La afección cursa habitualmente con dolor muscular y debilidad de cinturas, por lo que la presencia de fibrilación y descargas irritativas permite hacer un diagnóstico diferencial respecto a la miopatía de cinturas, en la que no se observan signos de denervación.

2   Ecografía

2.1   Generalidades

La ecografía o ultrasonografía (US) es una excelente técnica de diagnóstico tanto por la imagen ofrecida, que ha evolucionado de forma imparable gracias a la mejora tecnológica de los aparatos y sondas (transductores) de US, y por su fácil disponibilidad, ya que no se necesitan grandes inversiones (a diferencia de la resonancia magnética o RM y la tomografía computarizada o TC, no hay que «acondicionar» una sala de exploraciones), como por la ausencia de radiaciones ionizantes o de campos magnéticos, lo que la convierte en una técnica universal, prácticamente sin contraindicaciones. Se considera la técnica de elección en el estudio inicial de la patología músculo-tendinosa fundamentalmente traumática. Sin embargo, presenta algunas desventajas frente a otras técnicas como la RM. La US es una técnica operador-dependiente (la obtención de buenas imágenes depende de la capacidad del ecografista) y presenta escasa reproducibilidad (es difícil imaginar a un traumatólogo intervenir a un paciente basándose solo en imágenes previas de US) y menor capacidad de diferenciación tisular (el tejido graso es mucho más evidente en RM). Con ella resulta más difícil valorar correctamente planos anatómicos muy profundos y más aún en pacientes muy obesos. Otra desventaja importante es que resulta imposible realizar en un solo estudio una valoración completa de toda la musculatura de un paciente, ya que la US estudia regiones anatómicas concretas (por ejemplo, ambos muslos de forma comparativa frente a un traumatismo cuadricipital), por lo que la valoración de todo el cuerpo necesitaría varias horas de exploración, a diferencia de la RM de cuerpo entero, que puede proporcionarla en menos de una hora y con mejor definición anatómica.

2.2   *Técnica US en el estudio de las miopatías*

Para valorar el parénquima muscular, la US puede emplear sondas de pequeño tamaño y de alta frecuencia (7-15 MHz) para el estudio detallado de zonas más superficiales, o bien sondas de mayor tamaño y menor frecuencia (3.5-10 MHz) que abarcan mayor campo de estudio. Con ello es posible obtener tanto una visión cualitativa del músculo como una valoración cuantitativa (volumen, grosor y ecogenicidad) e incluso dinámica (músculo en reposo o durante la contracción). Estos datos son extremadamente valiosos para evaluar una rotura muscular o músculo-tendinosa, por ejemplo, pero menos útiles para evaluar una miopatía inflamatoria, debido a su limitado campo anatómico de estudio. Sin embargo, ello no ha sido óbice para que se haya empleado en la evaluación de la sarcopenia, centrando el estudio en los músculos vasto interno y vasto intermedio del cuádriceps.[3] Por su parte, el uso del US-Doppler es útil para manifestar la vascularización de un territorio anatómico y puede evaluar el aumento o la disminución de la misma tras un tratamiento determinado (quimioterápico y antiinflamatorio, entre otros). El último avance en el campo de la US ha sido la técnica de la elastografía, gracias a la cual se puede monitorizar la resistencia (fibrosis y elasticidad) de un tejido frente a un pulso mecánico de vibración de baja frecuencia (50 Hz), permitiendo categorizar su composición tisular. Esta técnica se utilizó inicialmente para valorar el grado de fibrosis hepática,[4] si bien en los últimos años se ha propuesto emplearla en patología muscular[5] (por ejemplo, en pacientes afectos de miositis infamatoria[6]), con buenos resultados. Pese a que la US-elastografía es una técnica prometedora, su crecimiento se ha visto limitado por los pocos estudios realizados hasta ahora junto a otros problemas como la ausencia de parámetros cuantitativos, la existencia de artefactos y el hecho de ser una técnica operador-dependiente.

3 Capilaroscopia

La capilaroscopia es una técnica diagnóstica no invasiva que permite estudiar la microvasculatura de los capilares periungueales. Su indicación *princeps* es el estudio del fenómeno de Raynaud (FR). Debido a su alto valor predictivo negativo, permite diferenciar el FR primario del secundario. La enfermedad autoinmune en la que la capilaroscopia ha adquirido un mayor desarrollo es la esclerosis sistémica, en la que más del 90 % de los pacientes presentan FR.

Los resultados capilaroscópicos pueden medirse en términos cualitativos, entre los que destacan los patrones de Cutolo, semicuantitativos y cuantitativos.

Aproximadamente las tres cuartas partes de los pacientes con dermatomiositis (DM) presentan alteraciones capilaroscópicas. Se ha descrito un patrón definido, que se caracteriza por la presencia de, al menos, dos de las siguientes alteraciones en dos campos diferentes: dilataciones apicales, disminución de la densidad capilar, hemorragias (en forma de extravasación) y desorganización de la red capilar, en la que son especialmente característicos los capilares arboriformes.[7]

Las publicaciones específicas sobre capilaroscopia en las miopatías inflamatorias del adulto son escasas, en comparación con los estudios en dermatomiositis juvenil. Entre las primeras publicaciones de capilaroscopia en miopatías inflamatorias destaca la presentada por Ganczarczyk y colaboradores.[8] Estudiaron 35 pacientes con miopatías inflamatorias, 19 DM y 16 polimiositis (PM), y encontraron una asociación del número de dilataciones capilares y la pérdida capilar con la presencia de FR, artritis y afectación pulmonar. No encontraron correlación con la actividad de la enfermedad ni con la presencia de neoplasia.

Por su parte, Selva-O'Callaghan *et al.* analizaron de forma semicuantitativa 53 pacientes (34 DM y 17 PM), comparando las diferencias capilaroscópicas entre DM y PM, y estudiaron la existencia de correlación entre los hallazgos capilaroscópicos y las manifestaciones clínicas, las características inmunológicas, el grado de actividad y la gravedad de la miopatía. No hallaron diferencias entre el tipo de miopatía inflamatoria, aunque las alteraciones capilaroscópicas fueron más frecuentes en el grupo de DM (38 % vs 12 %). Tampoco encontraron asociación con la presencia de anticuerpos específicos o asociados a miositis, con la duración de la enfermedad, ni con el tipo de manifestaciones clínicas. El grado de actividad, la gravedad de la enfermedad y la presencia de afectación pulmonar intersticial se asociaron con un mayor número de alteraciones capilaroscópicas. Como particularidad, los pacientes con DM presentaron con mayor frecuencia la combinación de microhemorragias-dilataciones capilares y se observó una grave pérdida capilar en el pequeño grupo de DM paraneoplásica.[9]

Mercer y colaboradores analizaron de manera cuantitativa 24 pacientes (14 PM, 6 DM y 4 solapamientos DM/PM), comparándolos con controles sanos.[10] Los pacientes con DM presentaron menor densidad capilar y más áreas avasculares (67 % vs 29 %) en comparación con los pacientes con PM. La presencia de anticuerpos anti-Jo-1 se asoció a una menor densidad capilar. No se apreciaron cambios significativos en el seguimiento a los 6-12 meses.

En un reciente estudio con 52 pacientes (29 DM, 23 PM), se comprobó que todas las alteraciones (hemorragias, ramificaciones, desorganización del lecho capilar y áreas avasculares), a excepción de las tortuosidades capilares, eran más frecuentes en los pacientes con DM.[11] Además, solo se observaron las alteraciones capilaroscópicas más graves, sobre todo la pérdida capilar o los megacapilares, en pacientes con DM, especialmente si el tiempo de evolución de la enfermedad era inferior a seis meses.

A diferencia de la DM, la capilaroscopia en la PM puede ser normal o presentar alteraciones capilares, que son menos frecuentes que en la DM. Pueden existir megacapilares, dilataciones, tortuosidades o ramificaciones, pero no suele haber áreas avasculares ni microhemorragias (véase la figura 2).

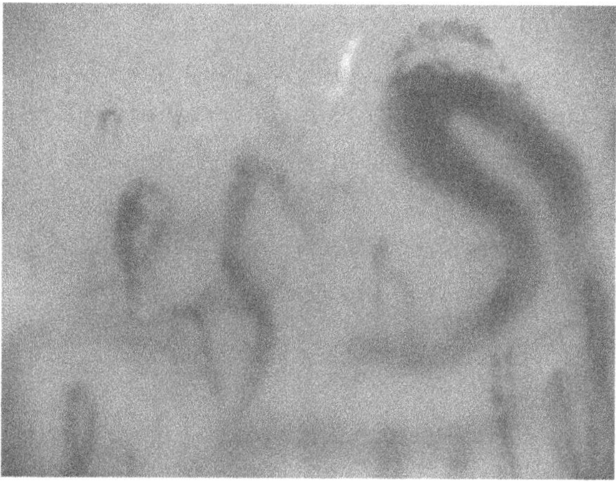

Figura 2. Capilaroscopia periungueal donde se puede apreciar desestructuración del lecho capilar, dilataciones capilares apicales y fenómenos de neoangiogénesis. Imagen cortesía del doctor Albert Selva O'Callaghan.

4　Resonancia magnética

4.1　Evolución histórica

Aunque el concepto de «resonancia nuclear magnética» ya fue introducido en la década de 1930 por Gorter y Rabi, este fenómeno físico no alcanzó la mayoría de edad hasta 1946, con los trabajos de Bloch y Pucell en Stanford, por los que ambos recibieron el premio Nobel de Física en 1952. Esta técnica fue progresando hasta que en 1981 se instaló en la Universidad de Oxford el primer aparato de RM con un imán de alto campo magnético para obtener imágenes del cuerpo humano. La gran ventaja de la RM respecto a otras técnicas como la radiología convencional (RX), la TC o las técnicas de medicina nuclear es que no utiliza radiaciones ionizantes. Tiene además capacidad multiplanar (es decir, puede estudiar al organismo en todos los ejes del espacio) y una alta resolución en la caracterización tisular de partes blandas, mayor que ninguna otra técnica. Todo ello le confiere un inmenso potencial para el estudio de la patología muscular. La potencia del campo magnético generado por un aparato de RM viene medida en una unidad denominada «tesla». En el ámbito clínico, oscila generalmente entre 0,2 tesla y 3 teslas. A mayor potencia, mejor imagen, pero al mismo tiempo mayores problemas derivados del campo magnético, como la susceptibilidad frente a componentes metálicos que originan artefactos en la imagen o incluso contraindican la RM, como marcapasos (si bien han aparecido ya en el mercado marcapasos compatibles con RM). La adopción progresiva de la RM como prueba clínica rutinaria ha ido pareja a la desaparición de elementos ortopédicos ferromagnéticos que la alteraban. Otro de los problemas que suscita la RM, la claustrofobia de algunos pacientes (aproximadamente 5%), se ha solventado mediante sedación anestésica o bien con la RM de campo abierto, que no «envuelve» completamente al paciente.

4.2 *Técnica RM para el estudio del músculo*

Otros aspectos en los que ha mejorado la RM han sido la evolución tanto en la calidad de las antenas de recepción de RM *(hardware)* como de las secuencias de RM *(software)*. Como regla general, a mayor antena (antena de torso, de cuerpo entero y otras), mayor volumen corporal explorado pero menor detalle anatómico. Es decir, si interesa valorar una lesión carpiana, se utilizará una antena específica de carpo, mientras que si se desea valorar el sistema muscular en su conjunto, se empleará una antena de cuerpo entero *(whole-body)*. La RM, a diferencia de la ultrasonografía, puede explorar con igual eficacia tanto las áreas superficiales del organismo como las más profundas, con una perfecta caracterización de la grasa, el músculo, los tendones y las estructuras óseas. Además, la RM puede cuantificar objetivamente la intensidad de señal de un área anatómica (RM cuantitativa), un parámetro útil para monitorizar la progresión de una lesión. Más adelante se expondrán técnicas adicionales de RM, como la espectroscopia-RM (técnica capaz de determinar la composición tisular frente a determinados metabolitos como la colina, entre otros), la RM-perfusión/angiografía-RM (vascularización de una zona anatómica), la RM-difusión o *tensor Imaging* (basada en el movimiento *browniano* de partículas existente en un tejido), la RM Dinámica (realizada antes, durante o después del ejercicio físico) o la RM con sodio. Todas estas técnicas tienen como objetivo, no solo de mostrar una imagen morfológica del músculo, sino de su propio funcionalismo, de su metabolismo.

Existen numerosos tipos de secuencia de RM (sus abreviaturas constituyen una verdadera «sopa de letras»). Las más empleadas rutinariamente para el músculo son, por un lado, las secuencias «*Spin-echo* o eco de Espín potenciadas en T1» (SE T1), muy sensibles para valorar el tejido graso (hiperintenso, brillante en T1) y por tanto la existencia de infiltración grasa muscular y, por otro lado, las secuencias de inversión-recuperación (STIR) o bien las T2 con supresión de grasa *(Fat-sat T2)*, excelentes para detectar la presencia de edema (hiperintenso, brillante en STIR o FST2) (véase la figura 3). Con la combinación de ambos tipos de secuencia podemos detectar la presencia de infiltración grasa o edema y establecer la fase (aguda con edema/crónica con atrofia) en la que se encuentra una miopatía. En los últimos años se ha investigado con éxito el empleo de secuencias Dixon, que permiten valorar el grado de atrofia muscular tanto cualitativa como cuantitativamente en un menor tiempo de exploración frente a las tradicionales secuencias SE T1.[12]

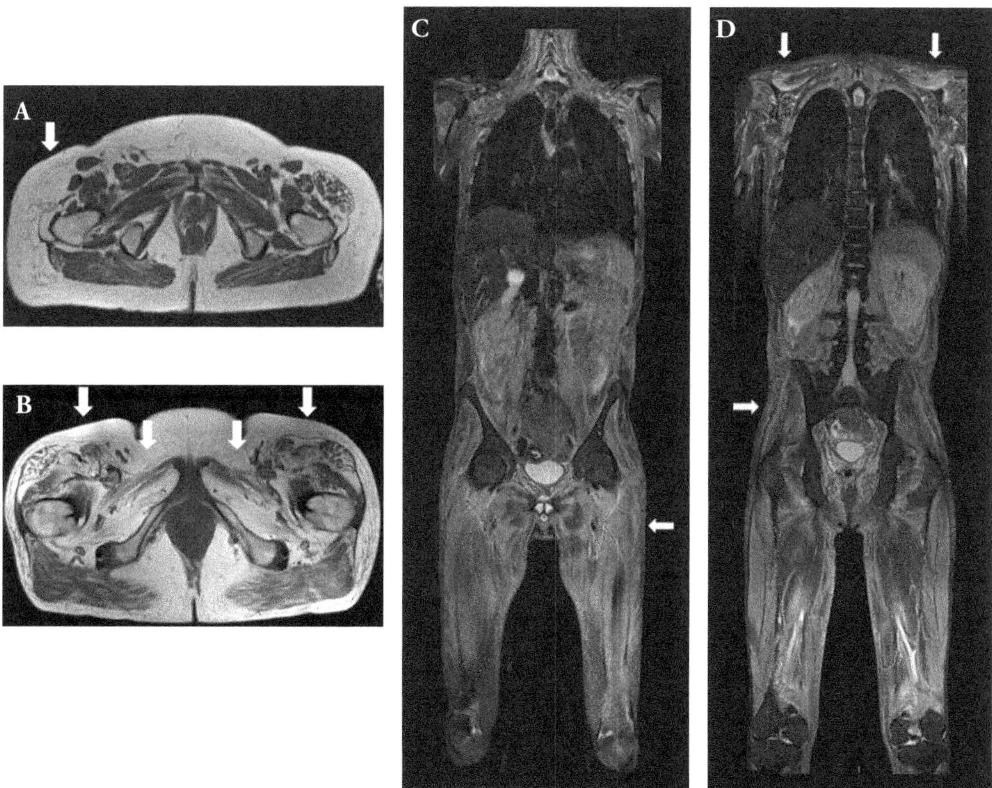

Figura 3. Imágenes axiales y coronales de RM de cuerpo entero. A: Secuencia de SE potenciada en T1 en la que se observa una marcada atrofia selectiva asimétrica del músculo tensor de la fascia lata derecho (flecha). B: Secuencia de SE potenciada en T1 en otro paciente con marcada atrofia simétrica en músculos abductores, sartorios y rectos femorales (flechas). C y D: Secuencias coronales potenciadas en STIR en otro paciente que ponen de relieve edema simétrico en los músculos supraespinosos, glúteos y cuádriceps (flechas).

4.3　Estadiaje de las miopatías mediante RM

A partir de estas variables (edema/infiltración grasa), se han publicado diferentes aproximaciones para el estadiaje de los pacientes afectados por miopatías mediante RM. Por ejemplo, en el año 2006 se valoraba la presencia de edema muscular, definiendo un grado 0 (ausencia), un grado 1 (edema leve interfascicular), un grado 2 (edema leve inter o intrafascicular segmentario o global) y finalmente un grado 3 (edema moderado inter o intrafascicular segmentario o global).[13] En 2012 se publicó otra aproximación muy similar, centrada en el edema objetivado en un solo músculo.[14] En cuanto a la presencia de infiltración muscular grasa, en 2002 Mercuri *et al.* establecieron cuatro grados: grado I (normal), grado II o alteración leve (presencia de focos grasos que afectan < 30 % del volumen de un músculo determinado), grado III o alteración moderada (el 30-60 %) y grado IV o afectación grave (> 60 %, afectando la práctica totalidad del músculo, cuyo parénquima se ha sustituido por focos de grasa y fibrosis, y solo se ha preservado un margen con fascia y estructuras neurovasculares).[15] El estudio se limitaba a los músculos de los muslos. Posteriormente Kornblum *et al.* desarrollaron un estadiaje muy similar pero sin valorar el tanto por ciento de volumen muscular afecto (solo era cualitativo), con el interés adicional de incorporar una RM de alto campo (3 teslas) y una antena de cuerpo entero *(Whole-Body MRI)*.[16] En 2008, otro estudio diferenciaba la afectación infiltrativa grasa entre normal, leve (trazos de hiperseñal T1, grasa muscular), moderado (confluencia grasa < 50 % músculo), severo (> 50 %) y estadío final (afectación completa con sustitución de todo el músculo por grasa).[17]

4.4　Evaluación de las miopatías inflamatorias mediante RM de cuerpo entero (whole-body MRI, WBMRI)

Como se ha apuntado previamente, la evolución ideal del estadiaje de las miopatías inflamatorias mediante RM debe llevar tanto a valorar el edema y la atrofia musculares de forma conjunta como a abordar la casi totalidad del sistema muscular del paciente para determinar correctamente el patrón, la distribución y la extensión de la miopatía.[18] Gracias a estas ventajas, la WBMRI se ha convertido en la técnica de imagen de elección, ya que permite valorar tanto el edema como la infiltración grasa en la práctica totalidad del músculo esquelético del paciente y en diferentes planos del espacio mediante una sola prueba de RM, en menos de una hora y sin necesidad de añadir contraste intravenoso al paciente. Además, no existe radiación ionizante, como ya se ha comentado en el apartado 4.1. En cuanto a la intensidad del campo magnético, no se han demostrado ventajas significativas de la RM 3 Tesla sobre la RM 1.5 Tesla para valorar el sistema músculo-esquelético, debido a la mayor aparición de artefactos con menor calidad de imagen en 3 Tesla.[19] La WBMRI se inició con fuerza a finales de la década de 1990 y alcanzó la mayoría de edad en la primera década de este siglo. Permite dividir al organismo en diferentes áreas anatómicas consecutivas (bloques axiales), sobre los que se envían las secuencias RM (generalmente SET1 y STIR). Mediante el desplazamiento automático de la mesa del paciente *(rolling platform)*, la RM va «fusionando» los datos adquiridos hasta obtener planos conjuntos de la totalidad del cuerpo. Los avances técnicos como las secuencias Turbo-SE y las secuencias híbridas Gradient-Echo-SE, el incremento de la potencia de los gradientes y la mejora en las antenas de recepción *(multiple phase array coil elements)* recubriendo todo el campo de estudio han permitido disminuir cada vez más el tiempo de exploración y al mismo tiempo mejorar la calidad de las imágenes.[20] Las mayores dificultades para obtener imágenes en la WBMRI se dan en los antebrazos (quedan artefactados o fuera de campo) o en las pantorrillas de pacientes muy altos (fuera de campo).

Se ha establecido clásicamente su utilidad clínica en la evaluación de pacientes afectos de neoplasias primitivas y metastásicas (óseas y de partes blandas), mielomas y linfomas.[21] Sin embargo, en el campo de las miopatías inflamatorias su aplicación está menos extendida. En este grupo de enfermedades, la WBMRI pone de manifiesto claramente tanto el edema como la infiltración/atrofia grasa.[22]La progresión natural en estas enfermedades acostumbra a iniciarse con edema (observado como hiperintenso en STIR o T2) de distribución bilateral y simétrica, frecuentemente en la pelvis y muslos (cuadriceps), un hallazgo de gran utilidad clínica. La gravedad del edema se correlaciona con el grado de actividad inflamatoria, lo que es de gran ayuda para monitorizar la respuesta terapéutica e incluso decidir el área de biopsia muscular óptima *(target)*. Sin embargo, debe tenerse en cuenta que el edema muscular puede observarse en otras enfermedades musculares como, por ejemplo, la denervación muscular, la rabdomiólisis o incluso el ejercicio físico de alta intensidad.[23] Por ello, es fundamental correlacionar los hallazgos a través de la imagen con los datos clínicos observados en el paciente. Conforme va progresando la enfermedad en el tiempo, aparecen focos de infiltración grasa y atrofia muscular, que son detectados mediante secuencias SE T1. Las enfermedades más características de las miopatías inflamatorias son la dermatomiositis (DM), la polimiositis (PM) y la miositis por cuerpos de inclusión (MCI). La DM se presenta en la infancia, en la que su curso es más severo, o bien durante la edad adulta (quinta década de la vida), en la que aumenta el riesgo de asociarse a neoplasias. La WBMRI muestra cambios inflamatorios con edema difuso parcheado bilateral tanto a nivel de extremidades como en la grasa subcutánea. La PM es más frecuente en adultos jóvenes y también presenta una distribución miopática simétrica, pero a diferencia de la DM no se observa afectación cutánea. La WBMRI muestra afectación edematosa de la cintura escapular pelviana pero también de otros grupos musculares como los flexores del cuello, paravertebrales y psoas, preservando la grasa subcutánea, a diferencia de la DM.[24] El último grupo de los citados, la MCI, afecta a pacientes ancianos del sexo masculino o a jóvenes en la segunda década de la vida. La WBMRI muestra una afectación edematosa muscular de distribución más asimétrica, junto a atrofia de grupos musculares profundos o bien incide selectivamente en la musculatura cuadricipital.[25]

4.5   *Métodos de RM cuantitativos y avanzados*

Junto a los métodos cualitativos y semicuantitativos utilizados clásicamente para valorar el grado de edema y de infiltración grasa en las miopatías inflamatorias mediante RM, están surgiendo nuevos métodos cuantitativos y funcionales no invasivos de RM que en el futuro pueden jugar un papel importante en el diagnóstico, el tratamiento y, sobre todo, la monitorización de estas enfermedades. No obstante, son herramientas no estandarizadas cuya aplicabilidad clínica todavía hay que valorar.

4.5.1   *Difusión con RM (cuantificación del edema y valoración de la preservación de la estructura muscular)*

Proporciona una medida del movimiento aleatorio intracelular, transcelular, extracelular y de perfusión capilar de las moléculas de agua. La mayor aportación en la señal corresponde a estos dos últimos compartimentos. Como la inflamación implica una infiltración de agua, se produce un aumento del espacio extracelular con un mayor movimiento de agua, que puede ser hasta un 24 % mayor que en un músculo normal. En cambio, este movimiento del agua se reduce en una fase evolucionada de la miopatía en la que haya infiltración grasa.[26]

Es una secuencia accesible en todos los nuevos aparatos de RM y se puede aplicar tanto en estudios de RM de una región como de cuerpo entero. A partir de dos pulsos de gradientes diferentes se obtienen dos imágenes con las que, mediante un cálculo automático, se genera el coeficiente aparente de difusión (ADC), que mide la señal muscular mediante una región de interés o ROI (véase la figura 4). Como en algunas de las miopatías inflamatorias hay vasculitis con afectación de la perfusión capilar, el valor de ADC puede verse afectado, por lo

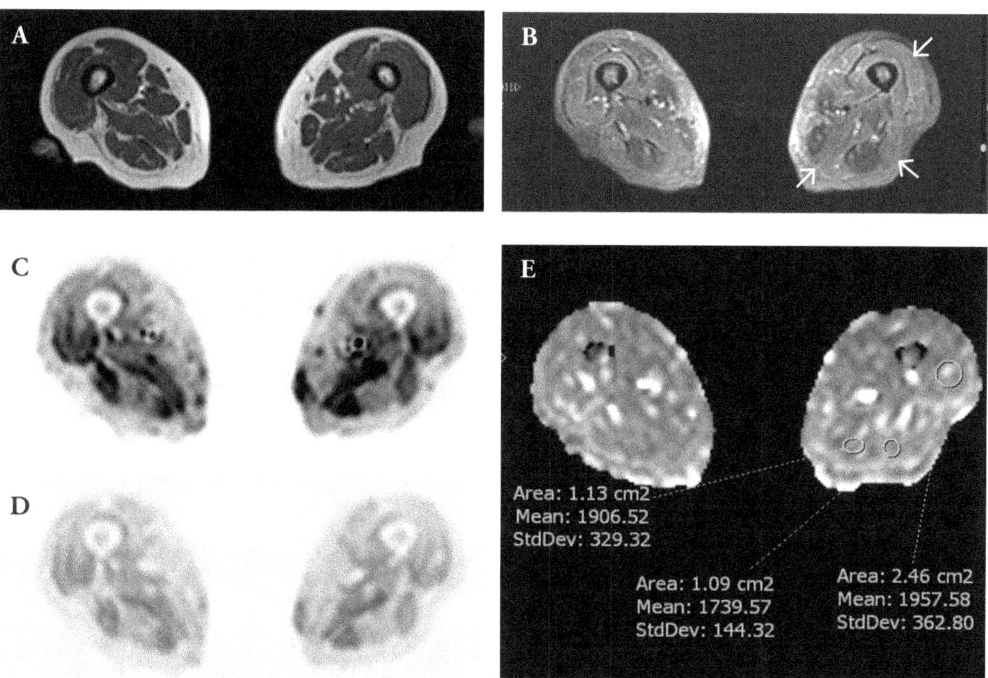

Figura 4. Imágenes axiales de RM en el tercio medio de ambos muslos. A: Secuencia de SE potenciada en T1 en la que no se observa infiltración grasa en los músculos. B: Secuencia STIR que demuestran edema en los músculos cuádriceps, semimembranosos y bíceps femoral de ambos muslos (flechas). C y D: Imágenes de difusión obtenidas con gradiente b0 (C) y b800 (D), que muestran mayor cambio de señal en los músculos con edema en STIR. E: Imagen del mapa de ADC. Los ROIs en los músculos vasto lateral y semimembranoso del muslo izquierdo que presentaban edema en la secuencia STIR muestran valores de 1,9 x 10⁻³ mm²/sg, a diferencia del semitendinoso que muestra un valor de 1,7 x 10⁻³ mm²/sg.

que se propone separar el componente de perfusión capilar y utilizar específicamente el de difusión tisular (D).[26]

Se puede valorar la preservación de la estructura muscular mediante difusión por RM u otra técnica más avanzada denominada tensor de difusión (*difusion-tensor imaging*, DTI), que proporciona la información del movimiento del agua en los tres ejes del espacio (x, y, z). En las miopatías inflamatorias con edema, la difusión del agua en el eje de las fibras musculares (z) es incluso mayor que en el músculo normal, lo que permitiría diferenciarlas de otras patologías en las que esta estructura esté alterada. En una fase crónica con infiltración grasa, las fibras se desordenan y se altera este patrón.[27]

4.5.2   Tiempo de relajación en T2 o mapping T2 (cuantificación de la grasa y del edema)

Se puede obtener un mapa de la señal del músculo mediante la adquisición de una secuencia potenciada en T2 con múltiples ecos. Presenta una buena reproducibilidad y correlación con los métodos cualitativos, pero una moderada sensibilidad en la monitorización cuantitativa de cambios, debido a la superposición del reemplazamiento graso sobre el edema que acompaña al daño muscular crónico. Esto ha llevado a buscar nuevos algoritmos de corrección que diferencien con exactitud la verdadera inflamación de la infiltración grasa del músculo, pero los resultados no han sido concluyentes.[28]

4.5.3   Espectroscopia con RM (MRS) (cuantificación de la grasa y de metabolitos)

Permite cuantificar sustancias en el músculo en relación al contenido graso y al metabolismo de energía muscular. Pueden ser obtenidas mediante RM de diferentes núcleos (^{1}H, ^{31}P, ^{13}C, o ^{23}Na), pero solo la espectroscopia en RM de protones (^{1}H-MRS) está integrada en cualquier RM y es la única que puede tener potencial en la práctica clínica. Se ha propuesto la ^{1}H-MRS como método de referencia estándar para cuantificar no invasivamente la grasa, lo que se puede realizar mediante el cálculo de la fracción de grasa (grasa/agua + grasa x 100) a partir de los datos obtenidos del propio software de la RM. Si se dispone de sistemas externos avanzados de procesado se puede cuantificar directamente distintos metabolitos. Así, estos sistemas demostraron un aumento de la creatina total muscular por ^{1}H-MRS en músculos con edema e incluso en pacientes sin edema con respecto a grupo control.[29] Previamente, se observó, mediante ^{31}P-MRS, una disminución de la fosfocreatina y ATP con aumento del ADP y fósforo inorgánico durante el ejercicio en relación a la debilidad y la fatiga y sin relación con el edema o la atrofia por RM. En cualquier caso, la MRS es una técnica que solo permite obtener información de volúmenes localizados y no se puede utilizar para estudiar múltiples grupos musculares de áreas diferentes.

4.5.4   *Técnica DIXON por RM (cuantificación de la grasa)*

El método de reconstrucción 2-points y 3-points DIXON de imagen de desplazamiento químico (*chemical shift imaging*) permite obtener imágenes separadas de agua y grasa, a partir de las cuales y mediante un ROI en el área de interés de ambas imágenes se puede obtener un valor de la fracción de grasa, con una adecuada correlación con los estudios de MRS. Es una herramienta accesible y se puede aplicar en secuencias rápidas de T13D (por ejemplo, T1VIBE3D), por lo que es utilizable en estudios de RM de cuerpo entero. Sin embargo, el uso de un ROI para la cuantificación hace que sea un proceso manual de postprocesado largo. Esto ha suscitado el interés por desarrollar técnicas más automáticas que permitan además valorar todo el volumen muscular de múltiples grupos musculares de distintas áreas, incluso de todo el cuerpo. Generando un mapa de fracción de grasa con las imágenes de grasa y agua obtenidas, se propone realizar una segmentación por colores según los valores de fracción de grasa obtenidos siguiendo la escala de Mercuri, lo que permite hacer una valoración objetiva del grado de atrofia corporal total.

4.5.5   *Perfusión-RM, BOLD y spin-labeling (cuantificación de la microcirculación por RM) y elastografía-RM (cuantificación de la elasticidad mecánica)*

Pueden tener un valor en el diagnóstico diferencial con otros procesos y en el seguimiento, aunque su aplicación específica en miopatías inflamatorias está por definir. La microcirculación de los tejidos se puede estudiar mediante la más estandarizada perfusión-RM con un bolus de contraste intravenoso, mediante las técnicas más novedosas sin contraste de RM *blood oxygen level-dependent* (BOLD-MRI) que proporcionan un ratio de oxihemoglobina y desoxihemoglobina, o mediante la técnica de RM *spin-labeling* que se basa en marcar partículas de sangre con un pulso de radiofrecuencia en un nivel para utilizarlo a modo de contraste. Por su parte, la elastografía mediante RM (MRE), también posible mediante ecografía, cuantifica la elasticidad mecánica de los tejidos.[30]

Bibliografía

1. Buchthal F. Electromyography in the diagnosis of lesions of the central and peripheral nervous system. Presse Med. 1949; 57: 891.

2. Stalberg E, Chu J, Bril V, Nandedkar S, Stalberg S, Ericsson M. Automatic analysis of the EMG interference pattern. Electroencephalogr Clin Neurophysiol. 1983; 56: 672-81.

3. Strasser EM, Draskovits T, Praschak M, Quittan M, Graf A. Association between ultrasound measurements of muscle thickness, pennation angle, echogenicity and skeletal muscle strength in the elderly. Age. 2013; 35: 2377-88.

4. Shan QY, Liu BX, Tian WS, Wang W, Zhou LY, Wang Y, et al. Elastography of shear wave speed imaging for the evaluation of liver fibrosis: a meta-analysis. Hepatol Res. 2016 [Epub ahead of print].

5. Drakonaki EE, Allen GM, Wilson DJ. Ultrasound elastography for musculoskeletal applications. Br J Radiol. 2012; 85: 1435-45.

6. Botar-Jid C, Damian L, Dudea SM, Vasilescu D, Rednic S, Badea R. The contribution of ultrasonography and sonoelastography in assessment of myositis. Med Ultrason. 2010; 12: 120-6.

7. Klyscz T, Bogenschutz O, Junger M, Rassner G. Microangiopathic changes and functional disorders of nail fold capillaries in dermatomyositis. Hautarzt. 1996; 47: 289-93.

8. Ganczarczyk ML, Lee P, Armstrong SK. Nailfold capillary microscopy in polymyositis and dermatomyositis. Arthritis Rheum. 1988; 31: 116-9.

9. Selva-O'Callaghan A, Fonollosa-Pla V, Trallero-Araguas E, Martinez-Gomez X, Simeon-Aznar CP, Labrador-Horrillo M, et al. Nailfold capillary microscopy in adults with inflammatory myopathy. Semin Arthritis Rheum. 2010; 39: 398-404.

10. Mercer LK, Moore TL, Chinoy H, Murray AK, Vail A, Cooper RG, et al. Quantitative nailfold video capillaroscopy in patients with idiopathic inflammatory myopathy. Rheumatology. 2010; 49: 1699-705.

11. Manfredi A, Sebastiani M, Cassone G, Pipitone N, Giuggioli D, Colaci M, et al. Nailfold capillaroscopic changes in dermatomyositis and polymyositis. Clin Rheumatol. 2015; 34: 279-84.

12. Baudin PY, Marty B, Robert B, Shukelovitch A, Carlier RY, Azzabou N, et al. Qualitative and quantitative evaluation of skeletal muscle fatty degenerative changes using whole-body Dixon nuclear magnetic resonance imaging for an important reduction of the acquisition time. Neuromuscul Disord. 2015; 25: 758-63.

13. Borsato CP, R. Stramare, R. Fanin, M. Angelini, C. Limb-girdle muscular dystrophies

type 2A and 2B: clinical and radiological aspects. Basic Appl Myol. 2006; 16: 17-25.

14. Poliachik SL, Friedman SD, Carter GT, Parnell SE, Shaw DW. Skeletal muscle edema in muscular dystrophy: clinical and diagnostic implications. Phys Med Rehabil Clin N Am. 2012; 23: 107-22, xi.

15. Mercuri E, Pichiecchio A, Counsell S, Allsop J, Cini C, Jungbluth H, et al. A short protocol for muscle MRI in children with muscular dystrophies. Eur J Paediatr Neurol. 2002; 6: 305-7.

16. Kornblum C, Lutterbey G, Bogdanow M, Kesper K, Schild H, Schroder R, et al. Distinct neuromuscular phenotypes in myotonic dystrophy types 1 and 2 : a whole body high-field MRI study. J Neurol. 2006; 253: 753-61.

17. Fischer D, Kley RA, Strach K, Meyer C, Sommer T, Eger K, et al. Distinct muscle imaging patterns in myofibrillar myopathies. Neurology. 2008; 71: 758-65.

18. Schmidt GP, Reiser MF, Baur-Melnyk A. Whole-body imaging of the musculoskeletal system: the value of MR imaging. Skeletal Radiol. 2007; 36: 1109-19.

19. Kesper K, Kornblum C, Reimann J, Lutterbey G, Schroder R, Wattjes MP. Pattern of skeletal muscle involvement in primary dysferlinopathies: a whole-body 3.0-T magnetic resonance imaging study. Acta Neurol Scand. 2009; 120: 111-8.

20. Moran DE, Heffernan EJ. The evolution of whole-body imaging. Semin Musculoskelet Radiol. 2010; 14: 3-13.

21. Schmidt GP, Reiser MF, Baur-Melnyk A. Whole-body MRI for the staging and follow-up of patients with metastasis. Eur J Radiol. 2009; 70: 393-400.

22. Walker UA. Imaging tools for the clinical assessment of idiopathic inflammatory myositis. Curr Opin Rheumatol. 2008; 20: 656-61.

23. Weber MA, Krakowski-Roosen H, Hildebrandt W, Schroder L, Ionescu I, Krix M, et al. Assessment of metabolism and microcirculation of healthy skeletal muscles by magnetic resonance and ultrasound techniques. J J Neuroimaging. 2007; 17: 323-31.

24. O'Connell MJ, Powell T, Brennan D, Lynch T, McCarthy CJ, Eustace SJ. Whole-body MR imaging in the diagnosis of polymyositis. AJR Am J Roentgenol. 2002; 179: 967-71.

25. Askanas V, Engel WK. Inclusion-body myositis, a multifactorial muscle disease associated with aging: current concepts of pathogenesis. Curr Opin Rheumatol. 2007; 19: 550-9.

26. Qi J, Olsen NJ, Price RR, Winston JA, Park JH. Diffusion-weighted imaging of inflammatory myopathies: polymyositis and dermatomyositis. J Magn Reson Imaging. 2008; 27: 212-7.

27. Ai T, Yu K, Gao L, Zhang P, Goerner F, Runge VM, et al. Diffusion tensor imaging in evaluation of thigh muscles in patients with polymyositis and dermatomyositis. Br J Radiol. 2014; 87: 20140261.

28. Yao L, Yip AL, Shrader JA, Mesdaghinia S, Volochayev R, Jansen AV, et al. Magnetic resonance measurement of muscle T2, fat-corrected T2 and fat fraction in the assessment of idiopathic inflammatory myopathies. Rheumatology. 2016; 55: 441-9.

29. Subhawong TK, Wang X, Machado AJ, Mammen AL, Christopher-Stine L, Barker PB, et al. 1H Magnetic resonance spectroscopy findings in idiopathic inflammatory myopathies at 3 T: feasibility and first results. Invest Radiol. 2013; 48: 509-16.

30. Amarteifio E, Nagel AM, Kauczor HU, Weber MA. Functional imaging in muscular diseases. Insights Imaging. 2011; 2: 609-19.

Capítulo 5

Autoanticuerpos específicos y asociados a miositis

M. Labrador-Horrillo,[1] M.Á. Martínez,[2] C. Juárez[2]

[1] Sección de Alergias
Servicio de Medicina Interna
Hospital Vall d'Hebron
Universidad Autónoma de Barcelona
Barcelona

[2] Hospital de Sant Pau
Universidad Autónoma de Barcelona
Barcelona

Dirección para correspondencia
Moisés Labrador Horrillo
mlabrador@vhebron.net

Sinopsis

En las miopatías inflamatorias idiopáticas se han descrito un gran número de autoanticuerpos que se asocian a diferentes síndromes clínico-serológicos. Las pruebas de laboratorio que se utilizan para identificar muchos de estos anticuerpos están cada vez más al alcance de todos los laboratorios de rutina, lo que conlleva una mejora en el diagnóstico, la predicción del curso clínico y las decisiones terapéuticas.

1 Introducción

En la década de 1990 se descubrió la existencia de autoanticuerpos séricos en pacientes afectos de miopatías inflamatorias con la descripción de los anticuerpos anti- Jo-1.[1] De manera clásica se dividen en dos tipos. El primero incluye los anticuerpos específicos de miositis, entre los que se encuentran los anti-tRNA-sintetasa,[2] anti-Mi2 y anti-SRP. El segundo grupo, formado por anticuerpos asociados a miositis, incluye, entre otros, los anti-PM/Scl, anti-Ku, anti-Ro52/60 y anti-U1RNP.[3]

Desde un inicio se demostró que podían utilizarse para clasificar los subtipos de miositis inflamatorias, dada la frecuente asociación de cada anticuerpo con un fenotipo clínico característico. En la década de 2010, se han sumado nuevas especificidades de anticuerpos con nuevos fenotipos clínicos. Por ejemplo, se han descrito anticuerpos dirigidos contra antígenos celulares como el factor de transcripción intermediario gamma [TIF1γ][4,5] o la proteína de matriz celular [NXP2][6] como marcadores de cáncer asociado a dermatomiositis de adulto (CAM), pero no de su forma juvenil (DMJ). También se han descrito anticuerpos frente al antígeno Gen 5 asociado a la diferenciación del melanoma [MDA5][7,8] como marcador de neumopatía intersticial rápidamente progresiva en pacientes con dermatomiositis amiopática (CADM). Finalmente, anticuerpos que reaccionan contra la hidroxi-metil-glutaril coenzima A reductasa [HMGCR],[9] diana de las estatinas, se asocian a un subgrupo de pacientes que desarrollan una miopatía inflamatoria con necrosis celular autoinmune o inmunomediada (NMIM) y a los que es preciso, no solo retirar las estatinas, sino también, en la mayoría de los casos, administrar tratamiento inmunosupresor para obtener una buena evolución clínica.

Todos estos autoanticuerpos constituyen un buen ejemplo de la utilidad que puede tener el conocimiento de nuevos antígenos, contra los que se dirigen anticuerpos presentes en el suero de los pacientes con miositis autoinmune.

2   Métodos de detección de autoanticuerpos en miopatías inflamatorias

Desde hace varios años existe una amplia variedad de técnicas para detectar los diversos autoanticuerpos. Algunas de estas técnicas se utilizan para el diagnóstico rutinario y otras solo están disponibles en laboratorios de investigación. Todas ellas presentan distintos rangos de sensibilidad y especificidad. Los métodos convencionales, tales como la inmunofluorescencia indirecta (muchas especifi-cidades de anticuerpos presentan un patrón de fluorescencia citoplasmático), la inmunoprecipitación de proteínas y RNAs, o diferentes inmunoensayos (como el ensayo ELISA o los de inmunotransferencia o *immunoblots*), se utilizan desde hace muchos años. En general, estas técnicas son adecuadas para detectar una única especificidad de autoanticuerpos.

La inmunoprecipitación de proteínas (IPP) y RNAs provenientes de lisados de células humanas marcadas radioactivamente se ha utilizado como método clá-sico, e incluso como «estándar oro», para identificar autoanticuerpos en nume-rosas enfermedades autoinmunes, entre ellas las miopatías inflamatorias como la dermatomiositis (DM) y la polimiositis (PM). Tanto los pesos moleculares como el patrón de bandas característico ayudan a identificar cada anticuerpo, aunque con algunas limitaciones. Gracias a la descripción de autoantígenos con un peso molecular electroforético similar (por ejemplo, anti-MDA5, anti-TIF1α y anti-NXP2 que pesan 140 kd), esta técnica es útil como cribado, pero se recomienda utilizar otras técnicas para confirmar los resultados positivos por inmunoprecipitación.

Por otro lado, una nueva generación de ensayos (denominados técnicas de análisis multiplex) permite detectar simultáneamente varias especificidades de autoanticuerpos. Actualmente, se comercializan inmunoensayos que detectan autoanticuerpos contra diez o más autoantígenos (proteínas especificas individualizadas) en el mismo ensayo. En este caso, se trata de una espada de dos filos, ya que, aunque cada prueba individual puede presentar una alta especificidad para diagnosticar miopatías inflamatorias (DM o PM), la utilización de un ensayo multiplex aumenta la posibilidad de falsos positivos. Para evitar este sesgo, el ensayo multiplex debería emplearse únicamente en aquellos pacientes con alta sospecha clínica de miopatía inflamatoria, ya que en caso contrario disminuye su utilidad.[10] De todas las formas, no podemos olvidar nunca que una prueba negativa en estos ensayos no descarta la presencia de estos autoanticuerpos (falsos negativos), bien sea por la posibilidad de títulos bajos o bien porque los anticuerpos reconocen diferentes epítopos.

En el futuro, estas técnicas multiplex podrán ser habituales en los laboratorios de diagnóstico rutinario para estudiar los perfiles serológicos de los pacientes con miopatías inflamatorias tras una validación y reproducibilidad adecuadas.

3   Títulos de autoanticuerpos y actividad de la enfermedad

En los últimos años, diferentes grupos de investigación han desarrollado kits de ELISA que utilizan proteínas recombinantes altamente purificadas para medir de forma prospectiva los títulos de determinados autoanticuerpos, como sintetasas, anti-SRP, anti-MDA5, anti-TIF1γ, anti-NXP2 y anti-HMGCR. La ventaja de utilizar estos ELISA para detectar estos autoanticuerpos es que ofrecen una mayor sensibilidad y eficiencia, y que proporcionan rápidamente resultados. Además, el hecho de poder cuantificar los títulos de los anticuerpos de forma prospectiva probablemente nos permitirá mejorar el seguimiento y obtener información sobre el pronóstico de algunos de estos pacientes, como apuntan diversos estudios.[11,12]

A continuación se resaltarán las características de los principales autoanticuerpos, tanto específicos como asociados a miositis.

4 Anticuerpos específicos de miositis (MSA) (véase la tabla 1)

Los denominados anticuerpos específicos de miositis (MSA) son anticuerpos altamente selectivos de miopatías inflamatorias y, excepto en casos aislados, se consideran mutuamente excluyentes. Típicamente, son más frecuentes en las DM que en las PM. Estos autoanticuerpos van dirigidos contra complejos de proteínas o ribonucleoproteínas implicadas en la síntesis y la elongación de proteínas, en la translocación y transcripción de genes, en la reparación de ácido desoxirribonucleico (ADN) y en el reconocimiento viral. Las tres especificidades de anticuerpos caracterizadas inicialmente reconocen las aminoacil-tRNA sintetasas, la proteína nuclear Mi-2 y la partícula de reconocimiento de señal (SRP). En la última década se han descrito otros autoanticuerpos como los anti-MDA5, anti-NXP2, anti-TIF1γ, anti-SAE y anti-HMGCR.[11,12]

4.1 Anticuerpos antisintetasa

Actualmente se han identificado ocho autoanticuerpos que se dirigen contra diferentes aminoacil tRNA sintetasas (ARS): anti- Jo-1 (histidil), PL-12 (Alanil), PL-7 (Treonil), EJ (Glicil), OJ (Isoleucil), KS (Asparraginil), Ha (Tirosil) y Zo (Fenilalanil). Estos anticuerpos definen el denominado síndrome antisintetasa (SAS) que fue descrito por primera vez en 1990.[13]

Van dirigidos a las enzimas citoplásmicas que catalizan la unión covalente de los aminoácidos con sus ARNt. Definen un síndrome cuyas características clínicas incluyen la presencia de miositis, artritis inflamatoria no erosiva, lesiones cutáneas (incluyendo manos de mecánico), fiebre, fenómeno de Raynaud y neumopatía intersticial. Este fenotipo clínico es mucho más frecuente en adultos que en jóvenes. Clásicamente, se diferencian entre sintetasas Jo1 (la más frecuente) y sintetasas no-Jo1, dada la rareza del último grupo de autoanticuerpos de forma individual.[2]

Autoanticuerpo	Autoantígeno diana	PM (kDa)*	Fenotipo clínico
Anti-ARS	tRNA sintetasa		
Anti-Jo1	Histidil	50	SAS
Anti-PL-7	Treonil	80	SAS
Anti-PL-12	Alanil	110	SAS
Anti-OJ	Isoleucil	160	SAS
Anti-EJ	Glicil	75	SAS
Anti-KS	Asparraginil	65	SAS
Anti-Zo	Fenilalanil	60, 70	SAS
Anti-Ha (previamente YRS)	Tirosil		SAS
Anti-SRP	RNP de 325 kDa con un RNA 7SL RNA y 6 péptidos (9, 14, 19, 54, 68 y 72 kDa) asociados a ribosomas (Factor de regulación de la translocación)	9, 14, 19, 54, 68 y 72.	MNIM
Anti-Mi2	Complejo peptídico (240, 200, 150, 72, 65, 64, 50 y 40 kDa) que interviene en la transcripción (actividad helicasa, ATPasa, deacetilasa…)	240 (Mi2α) 200 (Mi2β)	DM, DMJ
Anti-TIF1γ Anti-TIF1α (previamente p155, p155/140)	TIF1γ TIF1α	155 (TIF1γ) 140 (TIF1α)	CAM, DM, DMJ
Anti-NXP2 (previamente MJ)	NXP2	140	CAM, DM, DMJ
Anti-MDA5 (previamente CADM 140)	MDA5	140	DM, CADM, NIRP
Anti-SAE	Factor nuclear de transcripción y de diferenciación celular	90 (SAE2) 40 (SAE1)	DM, CADM
Anti-HMGCR	HMG-CoA reductasa	200, 100	MNIM

*PM: Peso molecular aparente en la separación electroforética. kDa: Kilodaltons. SRP: Partícula de reconocimiento de señal. HMGCR: Hidroxi-3-metil glutaril coenzima A. RNP: Ribonucleoproteína. TIF1: Factor transcripcional intermediario 1. MDA5: Gen 5 asociado a diferenciación de melanoma. SAS: Síndrome antisintetasa. MNIM: Miopatía necrosante inmunomediada. CAM: Miositis asociada a cáncer. DM: Dermatomiositis. DMJ: DM Juvenil. CADM: DM clínicamente amiopática: NIRP: Neumopatía intersticial rápidamente progresiva.

Tabla 1. Anticuerpos específicos de la miositis.

4.2 Anticuerpos anti-Mi-2

Los anticuerpos anti-Mi-2 fueron el primer marcador serológico específico descrito en DM. Están dirigidos contra un complejo nuclear macromolecular formado por ocho péptidos con pesos moleculares entre 240 y 34 kDa. Sus dos principales constituyentes, Mi-2α y Mi-2β, pertenecen a la misma familia de proteínas (helicasas nucleares) y tienen una función reguladora de la transcripción y de la «remodelación» de la cromatina. Según la técnica utilizada para su determinación, pueden encontrarse en el 5-20 % de las DM, tanto juveniles como de adultos.[11,12] Se asocian tanto a DM juvenil como del adulto, así como a bajo riesgo de enfermedad pulmonar intersticial y a un relativo buen pronóstico.

4.3 Anti-MDA5

Se trata de un autoanticuerpo dirigido contra una proteína citoplasmática, denominada inicialmente CADM-140 y posteriormente identificada como MDA5. Fue descrito por primera vez en cohortes asiáticas y posteriormente en pacientes caucásicos tanto de cohortes de Estados Unidos como de Europa. Los anticuerpos anti-MDA5 definen un síndrome específico dermatopulmonar que se asocia con diversos fenotipos clínicos. Se han descrito tanto en formas de DM de adultos como juveniles. Uno de estos fenotipos clínicos, que aparece más veces en cohortes asiáticas aunque no es exclusivo de ellas, presenta con más frecuencia una dermatomiositis clínicamente amiopática (CADM) asociada a fiebre y, lo más importante, a una enfermedad intersticial pulmonar rápidamente progresiva, que frecuentemente es fatal. Estos anticuerpos se detectan en el 5-7 % de pacientes caucásicos y llegan al 30 % en cohortes asiáticas, tanto de pacientes jóvenes como adultos. Probablemente la causa de estas diferencias sea la implicación de distintos factores ambientales y genéticos todavía no bien conocidos.[11,12]

4.4 Anti-SAE

Se trata de un autoanticuerpo dirigido contra la pequeña enzima modificadora de la activación de la ubiquitina (SAE) que presenta dos formas, la SAE1 y la

SAE2. Esta especificidad ha sido descrita con una frecuencia que oscila entre el 1,5 y el 8 % en cohortes de pacientes de DM de adultos, y bastante menor en DM juveniles (menos del 1 %). Los pacientes suelen presentar inicialmente manifestaciones cutáneas aisladas (DM amiopática) y posteriormente desarrollan debilidad muscular y otras manifestaciones sistémicas, que incluyen, en algunos casos, una afectación gastrointestinal grave con disfagia.[11,12]

4.5　*Anti-TIF1γ y anti-NXP2*

Aunque en las descripciones iniciales la dermatomiositis asociada a cáncer (CAM) era una entidad «seronegativa», en los últimos años se ha hecho evidente que es un fenotipo clínico asociado a autoanticuerpos, sobre todo desde el descubrimiento de los autoanticuerpos anti-TIF1 (especialmente TIF1γ) y, más recientemente, de los anti-NXP2.

El autoanticuerpo anti-TIF1(γ) se ha descrito en el 15-25 % de pacientes con DM.[14-17] Inicialmente descrito como anti p155/140, se comprobó posteriormente que tenía como diana a las proteínas de la familia TIF1 (subunidades α, β, y γ) y que el principal objetivo era el TIF1γ . La incidencia de cáncer en adultos con anti-TIF1γ es mucho más alta que en todos los demás grupos de DM asociados a autoanticuerpos.[18] Un metaanálisis de seis estudios que utilizan la misma metodología para detectar anti-TIF1 demuestra que dicho anticuerpo presenta un alto valor predictivo negativo y una *odds ratio* de 27 para el diagnóstico de DM asociada a cáncer.[19]

La NXP2 (también denominada MORC3) es una proteína de la matriz nuclear con actividad de unión a RNA. Los anti-NXP2 son un grupo importante de autoanticuerpos frecuentes en DM de adultos, en los cuales se asocian a cáncer (CAM), al igual que los anti-TIF1γ. Esta asociación no se ha observado en las DM juveniles (DMJ). Un estudio realizado en dos hospitales de Estados Unidos detectó anti-NXP2 en el 17 % de los pacientes y anti-TIF1γ en el 38 %. La aparición de este último anticuerpo con mayor frecuencia que en estudios anteriores probablemente se explique por la mayor especificidad del ensayo utilizado (IPP de lisados de células transfectadas con TIF1γ).[20]

Aparte de cáncer en los adultos, tanto los anti-TIF1γ como los anti-NXP2 definen otros fenotipos característicos, especialmente en formas juveniles. En conjunto, ambos anticuerpos se detectan en el 50 % de los casos de DMJ, aproximadamente, lo cual es importante porque con anterioridad, estos pacientes se clasificaban como seronegativos. En niños, la positividad anti-TIF1γ parece asociarse a una enfermedad de la piel más extensa (de forma similar a adultos), edema cutáneo, vasculopatía con úlceras y lipoatrofia, así como con contracturas musculares y afectación del estado físico.[21] Por el contrario, el anti-NXP2 en DMJ parece ser un marcador serológico para calcinosis, mayor grado de debilidad muscular y edad de inicio de la enfermedad más temprana.[22]

4.6 Anticuerpos anti-SRP y anti-HMGCR

La miopatía necrosante autoinmune o inmunomediada (MNIM) describe un subgrupo de miopatías inflamatorias con características clínicas, bioquímicas e histopatológicas similares. Es muy probable que los pacientes con MNIM hayan sido diagnosticados de PM en el pasado. En esta entidad se han detectado dos autoanticuerpos: anti-SRP y anti-HMGCR (hidroximetil glutaril coenzima A reductasa).[23] Principalmente se detectan en pacientes con enfermedad muscular aguda grave y elevadas cifras de creatina quinasa (CK).

Los anticuerpos anti-SRP se describieron por primera vez en 1986 en un paciente diagnosticada de PM.[24] La SRP es un complejo citoplásmico de proteína y ácido ribonucleico compuesto de RNA 7SL y seis polipéptidos. Este complejo media la translocación de polipéptidos a través del retículo endoplásmico. Los pacientes que presentan estos anticuerpos suelen desarrollar una miositis de inicio agudo, más refractaria al tratamiento estándar con glucocorticoides y con frecuentes rebrotes. También pueden desarrollar afectación miocárdica y disfagia.

Por otro lado, solo un pequeño número de pacientes que toman estatinas desarrollan una MNIM, caracterizada por debilidad muscular progresiva y cifras persistentemente elevadas de CK, que se acompañan de la presencia del anticuerpo contra la HMGCR. Varios estudios han demostrado que el fenotipo clínico es distinto de la miopatía tóxica inducida por estatinas (mucho más frecuente). Hay que destacar que este anticuerpo también se ha identificado en pacientes con MNIM sin una evidente exposición previa a estatina.[25] Cuando se descubre en pacientes tratados con estatina, además de retirarse el fármaco, hay que considerar el inicio de tratamiento inmunosupresor.

5   Anticuerpos asociados a miositis (MAA) (véase la tabla 2)

Los pacientes con síndromes de solapamiento comparten las características clínicas de diferentes entidades, principalmente la afectación muscular, pulmonar, articular y cutánea. Algunos autoanticuerpos conllevan un mayor riesgo de enfermedad pulmonar o articular, en contraste con otros que aumentan el riesgo de afectación cutánea (ulceración o calcinosis). Aunque inicialmente los anticuerpos anti-Pm/Scl y anti-Ku se detectaron solo en pacientes con síndromes de solapamiento de miositis con esclerosis sistémica, actualmente se sabe que también se asocian a otras enfermedades autoinmunes como el lupus eritematoso sistémico (LES) y la enfermedad mixta del tejido conectivo (EMTC), entre otras. Otros anticuerpos no específicos, como los anti-Ro/SSA, La/SSB, U1RNP, etc., están presentes en numerosas enfermedades autoinmunes (sobre todo en las mal llamadas conectivopatías), entre ellas, las miopatías inflamatorias. Además, en los últimos años se han ido describiendo nuevos anticuerpos, asociados tanto a miositis como a síndromes de solapamiento, que se describen con detalle a continuación.[11,12,26-28]

5.1   *Anticuerpos anti-PM/Scl*

Los anticuerpos dirigidos contra el complejo de PM-Scl del exosoma humano se describieron al inicio de la década de 1990 y reconocen como antígeno a un complejo de 11–16 proteínas nucleolares y nucleoplásmicas cuyos dos principales antígenos son el PM/Scl 75 y el PM/Scl 100. Estos autoanticuerpos se han detectado en aproximadamente el 10 % de los pacientes caucásicos con un síndrome de solapamiento de esclerosis sistémica y miopatía inflamatoria.[26] Los estudios ponen de relieve que los pacientes que presentan estos anticuerpos inician la enfermedad a edad más temprana que si no los presentan, además la afectación cutánea suele ser más leve, típicamente en forma esclerodermia limitada y en algunos casos asocian también artropatía inflamatoria. Por el contrario,

Autoanticuerpos	Autoantígeno diana	PM (kDa)*	Fenotipo clínico
Anti-PM/Scl	PM/Scl-75 PM/Scl-100	75 100	Síndrome de solapamiento (miopatía inflamatoria con esclerosis sistémica)
Anti-Ro/SSA	Ro52 Ro60	52 60	
Anti-La/SSB	La	48	
Anti-U1RNP	U1-A U1-C U1-70	34 22 70	
Anti-RNPs diferentes a U1 (U2, U4/U6, U5 U3)	U2 U4/U6 U5 U3	– – – 22 /25 kd	
Anti-cortactina	Cortactina	66	PM, MNIM
Anti-Ku	Ku70 Ku80	70 80	Síndrome de solapamiento
Anti-MMREs (enzimas de reparación de errores del DNA)	MLH 1 y 3, MSH 2, 3 y 6 PMS 1 y 2	80 a 160	PM
Anti-KJ		30/34	Cuadro semejante al síndrome antisintetasa
Anti-MAS	Complejo tRNA(Ser) Sec/SLA	48	
Anti-Wa	Complejo tRNA NEFA / Nucleobindin2	48	Síndrome de solapamiento
Anti-Fer	eEF1 (factor de elongación)		Cuadro semejante al síndrome antisintetasa
Anti-RuvBL 1/2	Matriz compleja nuclear/nucleolar	Doblete 50	Síndrome de solapamiento (miopatía inflamatoria con esclerosis sistémica)

*PM: Peso molecular en KDa aparente en la separación electroforética. PM/Scl: Polimiositis, esclerodermia. RNP: Ribonucleoproteina. PMS: Segregación postmeiótica. eEF1: Factor de elongación eucariótica 1. MNIM: Miopatía necrosante inmunomediada. SLA: Antígeno soluble hepático: no determinado.

Tabla 2. Anticuerpos asociados a miositis.

más del 50 % de los pacientes con anticuerpos anti-PM/Scl presentan afectación intersticial pulmonar.[27]

5.2   Anti-RuvBL 1/2

En algunos pacientes de Japón y Estados Unidos con esclerosis sistémica asociada a miositis y afectación cutánea difusa, recientemente se ha identificado un nuevo autoantígeno RuvBL 1/2, dirigido contra proteínas de la matriz compleja nuclear /nucleolar y que inmunoprecipita un doblete de aproximadamente 50 kd. Los autores detectaron estos anticuerpos en aproximadamente el 2 % de los pacientes con esclerosis sistémica, y su presencia se asoció a una prevalencia de afectación pulmonar intersticial similar a la de los pacientes con anti-PM-Scl (más del 50 % de los pacientes en ambos subgrupos de autoanticuerpos). Además, predominaba en hombres, la edad del diagnóstico de la esclerosis sistémica era mayor y presentaba una afectación cutánea más extensa.[28]

5.3   Anti-Ku

Los anticuerpos anti-Ku están dirigidos contra una proteína cinasa dependiente de ADN (DNA-PK) y con un peso molecular de 70–80 kD. Estos anticuerpos se encontraron inicialmente hasta en un 20–30 % de los pacientes japoneses con un síndrome de superposición de miositis y esclerosis sistémica.[29] Hoy en día se sabe que no solo están presentes en la esclerosis sistémica, sino también en otras enfermedades autoinmunes, especialmente en enfermos con LES y EMTC, aunque la frecuencia de presentación varía según las diferentes series de pacientes estudiados.[30]

5.4   Anti-cortactina

La cortactina es una proteína citoplásmica de 66 kd que interviene en la polimerización y reordenamiento del citoesqueleto de la actina. Recientemente se han descrito autoanticuerpos que reconocen esta proteína en paciente con miopatías inflamatorias (PM y MNIM)[31] y en otras enfermedades autoinmunes, como la miastenia gravis seronegativa, donde es más fercuente.[32]

5.5 *Anticuerpos raros: anti-KJ, anti-Fer, anti-Wa y anti-MAS*

Estos autoanticuerpos fueron descritos entre 1984 y 1991 en pacientes con PM. Los anticuerpos anti-KJ, anti-Fer y anti-Wa se dirigen contra diferentes antígenos citoplásmicos que a menudo están involucrados en la translocación (péptido KJ) o son factores de alargamiento (péptido Fer o eEF1). Se trata de unos autoanticuerpos extremadamente raros y difíciles de detectar ya que precisan laboratorios de investigación altamente especializados. Están relacionados con formas clínicas de miositis no bien caracterizadas, pero que por lo general presentan clínica similar al síndrome de antisintetasa (con anticuerpos antisintetasa negativos) o a los síndromes de solapamiento con esclerosis sistémica.

Los anticuerpos anti-MAS se dirigen contra un complejo de ARN asociado a una proteína de 48 kDa, posteriormente identificada como SLA (antígeno soluble hepático) $tRNA^{(Ser)Sec}$/SLA. Este complejo también está implicado en la translocación de proteínas. Es un autoanticuerpo muy raro (1-3 % de PM/DM), que también precisa de técnicas de inmunoprecipitación en laboratorios especializados para ser identificado. Su especificidad y valor clínico en las miopatías inflamatorias deben ser confirmados, ya que también se ha detectado en otras situaciones clínicas como la hepatitis crónica autoinmune o por virus C, así como en la rabdomiólisis no autoinmune (alcohólica).[11]

5.6 *Otros anticuerpos no específicos de miositis: anti-Ro/SSA, anti-La/SSB, anti-RNP (U1 y otros RNPs) y anti-CCP*

Se han descrito diversos anticuerpos que no son específicos de miositis, ya que se encuentran en otras muchas enfermedades autoinmunes como el LES, la EMTC, el síndrome de Sjögren, etc. Su presencia refuerza la etiología autoinmune en aquellos casos en los que existan dudas. Entre estos anticuerpos se encuentran los anti-SSA/Ro (tanto 52 como 60), anti-SSB/La, anti-U1RNP y anti-RNP distintos al U1 (U2RNP, U4/U6RNP y U5RNP). También se han descrito en miopatías inflamatorias anticuerpos contra U3RNP asociado a proteínas de 22 y 25 kd diferentes de la fibrilarina (denominados anti-Myo). Una de las asociaciones entre autoanticuerpos más reportadas es la anti-Ro52 con otras especificidades, asociación que se ha demostrado que no es debida a reactividad cruzada, pero no se conoce su significado.[33] Los anticuerpos anti-CCP, aunque se consideran específicos de artritis reumatoide, también se han descrito en pacientes con miopatía inflamatoria.[34]

5.7 Anticuerpos anti-MMREs

Los anticuerpos contra diferentes enzimas de reparación de errores del DNA (MMRE) se describieron por primera vez en 2001 en pacientes con miopatía inflamatoria e inicialmente se consideraban específicos de la miositis. Se han realizado pocos estudios posteriormente pero se han encontrado también en otras enfermedades autoinmunes como el LES y en el síndrome de solapamiento de miositis con esclerosis sistémica. La frecuencia de estos anticuerpos es baja, alrededor del 5 %. Se han identificado anticuerpos contra siete tipos de MMREs (MLH1, MLH3, MSH2, MSH3, MSH6, PMS1 y PMS2), cuyos pesos moleculares oscilan entre 80 y 160 kDa. A menudo estos anticuerpos coexisten con otros MSAs (anti-sintetasas, anti-MDA5, anti-TIF1γ) y parecen asociarse con un mejor pronóstico de la enfermedad.[35]

Bibliografía

1. Love LA, Leff RL, Fraser DD, Targoff IN, Dalakas M, Plotz PH, et al. A new approach to the classification of idiopathic inflammatory myopathy: myositis-specific autoantibodies define useful homogeneous patient groups. Medicine (Baltimore). 1991; 70: 360-74.

2. Labirua-Iturburu A, Trallero Araguás E, Selva O'Callaghan A. [Anti-synthetase syndrome]. Med Clin (Barc). 2011; 137: 77-83.

3. Selva-O'Callaghan A, Labrador-Horrillo M, Solans-Laque R, Simeon-Aznar CP, Martínez-Gómez X, Vilardell-Tarrés M. Myositis-specific and myositis-associated antibodies in a series of eighty-eight Mediterranean patients with idiopathic inflammatory myopathy. Arthritis Rheum. 2006; 55: 791-8.

4. Labrador-Horrillo M, Martínez MA, Selva-O'Callaghan A, Trallero-Araguás E, Balada E, Vilardell-Tarrés M, et al. Anti-TIF1γ

antibodies (anti-p155) in adult patients with dermatomyositis: comparison of different diagnostic assays. Ann Rheum Dis. 2012; 71: 993-6.

5. Aggarwal R, Oddis CV, Goudeau D, Fertig N, Metes I, Stephens C, et al. Anti-transcription intermediary factor 1-gamma autoantibody ELISA development and validation. Rheumatology (Oxford). 2014; 53: 433-7.

6. Fiorentino DF, Chung LS, Christopher-Stine L, Zaba L, Li S, Mammen AL, et al. Most patients with cancer-associated dermatomyositis have antibodies to nuclear matrix protein NXP-2 or transcription intermediary factor 1γ. Arthritis Rheum. 2013; 65: 2954-62.

7. Chen Z, Cao M, Plana MN, Liang J, Cai H, Kuwana M, et al. Utility of anti-melanoma differentiation-associated gene 5 antibody measurement in identifying patients with dermatomyositis and a high risk for developing rapidly progressive interstitial lung disease: a review of the literature and a meta-analysis. Arthritis Care Res (Hoboken). 2013; 65: 1316-24.

8. Labrador-Horrillo M, Martinez MA, Selva-O'Callaghan A, Trallero-Araguas E, Balada E, Vilardell-Tarres M, et al. Anti-MDA5 antibodies in a large Mediterranean population of adults with dermatomyositis. J Immunol Res. 2014; 2014: 290797.

9. Mammen AL, Chung T, Christopher-Stine L, Rosen P, Rosen A, Doering KR, et al. Autoantibodies against 3-hydroxy-3-methylglutaryl-coenzyme A reductase in patients with statin-associated autoimmune myopathy. Arthritis Rheum. 2011; 63: 713-21.

10. Rönnelid J, Barbasso Helmers S, Storfors H, Grip K, Rönnblom L, Franck-Larsson K, et al. Use of a commercial line blot assay as a screening test for autoantibodies in inflammatory myopathies. Autoimmun Rev. 2009; 9: 58-61.

11. M Sibilia J, Chatelus E, Meyer A, Gottenberg JE, Sordet C, Goetz J. [How can we diagnose and better understand inflammatory myopathies? The usefulness of auto-antibodies]. Presse Med. 2010; 39: 1010-25.

12. Gunawardena H. The Clinical Features of Myositis-Associated Autoantibodies: a Review. Clin Rev Allergy Immunol. 2015 Oct 9 [Epub ahead of print].

13. Marguerie C, Bunn CC, Beynon HL, Bernstein RM, Hughes JM, So AK, et al. Polymyositis, pulmonary fibrosis and autoantibodies to aminoacyl-tRNA synthetase enzymes. Q J Med. 1990; 77: 1019-1038.

14. Targoff IN, Mamyrova G, Trieu EP, Perurena O, Koneru B, O'Hanlon TP, et al. Childhood Myositis Heterogeneity Study Group; International Myositis Collaborative Study Group. A novel autoantibody to a 155-kd protein is associated with dermatomyositis. Arthritis Rheum. 2006; 54: 3682-3689.

15. Kaji K, FujimotoM, Hasegawa M, Kondo M, Saito Y, Komura K, et al. Identification of a novel autoantibody reactive with 155 and 140 kDa nuclear proteins in patients with dermatomyositis: and association with malignancy. Rheumatology. 2007; 46: 25-28.

16. Trallero-Araguás E, Labrador-Horrillo M, Selva-O'Callaghan A, Martínez MA, Martínez-Gómez X, Palou E, et al. Cancer-associated myositis and anti-p155 autoantibody in a series of 85 patients with idiopathic inflammatory myopathy. Medicine (Baltimore). 2010; 89: 47-52.

17. Fujimoto M, Hamaguchi Y, Kaji K, Matsushita T, Ichimura Y, Kodera M, et al. Myositis-specific anti-155/140 autoantibodies target transcription intermediary factor 1 family proteins. Arthritis Rheum. 2012; 64: 513-522.

18. Selva-O'Callaghan A, Trallero-Araguás E, Grau-Junyent JM, Labrador-Horrillo M. Malignancy and myositis: novel autoantibodies and new insights. Curr Opin Rheumatol. 2010; 22: 627-632.

19. Trallero-Araguás E, Rodrigo-Pendás JÁ, Selva-O'Callaghan A, Martínez-Gómez X, Bosch X, Labrador-Horrillo M, et al. Usefulness of anti-p155 autoantibody for diagnosing cancer-associated dermatomyositis: a systematic review and meta-analysis. Arthritis Rheum. 2012; 64: 523-532.

20. Fiorentino DF, Chung LS, Christopher-Stine L, Zaba L, Li S, Mammen AL, et al. Most patients with cancer-associated dermatomyositis have antibodies to nuclear matrix protein NXP-2 or transcription intermediary factor 1γ. Arthritis Rheum. 2013; 65: 2954-2962.

21. Gunawardena H,Wedderburn LR, North J, Betteridge Z, Dunphy J, Chinoy H, et al. Clinical associations of autoantibodies to a p155/140 kDa doublet protein in juvenile dermatomyositis. Rheumatology 47(3): 324-328.

22. Tansley SL, Betteridge ZE, Shaddick G, Gunawardena H, Arnold K, Wedderburn LR, et al. Juvenile Dermatomyositis Research Group. Calcinosis in juvenile dermatomyositis is influenced by both anti-NXP2 autoantibody status and age at disease onset. Rheumatology. 2014; 53: 2204-2208.

23. Pinal-Fernandez I, Parks C, Werner JL, Albayda J, Paik J, Danoff S, et al. Longitudinal course of disease in a large cohort of myositis patients with autoantibodies recognizing the signal recognition particle. Arthritis Care Res (Hoboken). 2016 Apr 25 [Epub ahead of print].

24. Reeves WH, Nigam SK, Blobel G. Human autoantibodies reactive with the signal-recognition particle. Proc Natl Acad Sci U S A. 1986; 83: 9507-11.

25. Drouot L, Allenbach Y, Jouen F, Charuel J-L, Martinet JRM, Meyer A, et al. Exploring necrotizing autoimmune myopathies with a novel immunoassay for anti-3-hydroxy-3- methylglutaryl- CoA reductase autoantibodies. Arthritis Res Ther. 2014; 16: 1-11.

26. Gelpi C, Algueró A, Martinez MA, Vidal S, Juarez C, Rodriguez-Sanchez JL. Identification of protein components reactive with anti-PM/Scl autoantibodies. Clin Exp Immunol. 1990; 81: 59-64.

27. D'Aoust J, Hudson M, Tatibouet S, Wick J, Mahler M, Baron M, et al. Canadian Scleroderma Research Group MJ. Clinical and serologic correlates of anti-PM/Scl antibodies in systemic sclerosis: a multicenter study of 763 patients. Arthritis Rheum. 2014; 66: 1608-1615.

28. Kaji K, Fertig N, Medsger TA Jr, Satoh T, Hoshino K, Hamaguchi Y, et al. Autoantibodies to RuvBL1 and RuvBL2: a novel systemic sclerosis-related antibody associated with diffuse cutaneous and skeletal muscle involvement. Arthritis Care Res. 2014; 66: 575-584.

29. Nakamura RM, Tan EM. Autoantibodies to nonhistone nuclear antigens and their clinical significance. Hum Pathol. 1983; 14: 392-400.

30. Mahler M, Swart A, Wu J, Szmyrka-Kaczmarek M, Senécal JL, Troyanov Y, et al. Clinical and serological associations of autoantibodies to the Ku70/Ku80 heterodimer determined by a novel chemiluminescent immunoassay. Lupus. 2016; 25: 889-96.

31. Labrador-Horrillo M, Martínez MA, Selva-O'Callaghan A, Trallero-Araguás E,Grau-Junyent JM, Vilardell-Tarrés M, et al. Identification of a novel myositis-associated antibody directed against cortactin. Autoimmun Rev. 2014; 13: 1008-12.

32. Gallardo E, Martínez-Hernández E,Titulaer MJ, Huijbers MG, Martínez MA, Ramos A, et al. Cortactin autoantibodies in myasthenia gravis. Autoimmun Rev. 2014; 13: 1003-7.

33. Frank MB, McCubbin V, Trieu E, Wu Y, Isenberg DA, Targoff IN. The association of anti-Ro52 autoantibodies with myositis and scleroderma autoantibodies. J Autoimmun. 1999; 12: 137-42.

34. Labrador-Horrillo M, Martinez MA, Selva-O'Callaghan A, Delgado JF, Martínez-Gómez X, et al. Anti-cyclic citrullinated peptide and anti-keratin antibodies in patients with idiopathic inflammatory myopathy. Rheumatology (Oxford). 2009; 48: 676-9.

35. Muro Y, Nakashima R, Hosono Y, Sugiura K, Mimori T, Akiyama M. Autoantibodies to DNA mismatch repair enzymes in polymyositis/dermatomyositis and other autoimmune diseases: a possible marker of favorable prognosis. Arthritis Rheumatol. 2014; 66: 3457-62.

Capítulo 6

Biopsia muscular.
Técnica y errores de interpretación más comunes

J.M. Grau,[1] J.C. Milisenda[2]

[1] Consultor Senior de Medicina Interna
Catedrático de Medicina
Servicio de Medicina Interna
Hospital Clínic de Barcelona
Universidad de Barcelona
CIBERER

[2] Médico Asistencial de Urgencias
Área de Vigilancia Intensiva
Servicio de Medicina Interna
Hospital Clínic de Barcelona

Dirección para correspondencia
Josep M. Grau
jmgrau@clinic.ub.es

José C. Milisenda
jcmilise@clinic.ub.es

Sinopsis

Este capítulo analiza las indicaciones, la técnica y los errores de interpretación más frecuentes de la biopsia muscular. Se trata de una técnica muy poco agresiva, con unas indicaciones bien definidas (aunque cambiantes en el tiempo) y con unos protocolos de manejo bien establecidos. Aunque los cambios histológicos observables en una biopsia muscular no son muchos, se requiere experiencia para interpretarlos, ya que con cierta frecuencia coexisten diversos hallazgos patológicos, por lo que la relación entre médico tratante y patólogo es de primordial importancia en la valoración de toda biopsia muscular.

1   Introducción

La biopsia muscular es una técnica quirúrgica (ya sea con aguja o a cielo abierto) de gran valor diagnóstico en muchos casos de sospecha de enfermedad muscular, aunque no en todos. A modo de ejemplo, si un fenotipo clínico o una historia familiar son muy evidentes, como es el caso de la distrofia de Steinert o la distrofia facioescapulohumeral, no será necesario practicar una biopsia sino que bastará con solicitar el estudio genético pertinente.

Los pasos a tener en cuenta en un estudio sistematizado de una biopsia muscular son:

1. A quién biopsiar.
2. Qué músculo debe biopsiarse.
3. Técnica de biopsia.
4. Procesamiento de la misma.
5. Interpretación de la biopsia.

En cada uno de los cinco apartados pueden cometerse errores, algunos de ellos tan graves que pueden cambiar de forma radical la orientación diagnóstica de un caso concreto. A continuación se describen los errores más comunes y frecuentes en cada uno de los pasos, según la experiencia de los autores, uno de ellos con una experiencia de más de 35 años indicando, practicando e interpretando centenares de biopsias musculares. El capítulo va dirigido, por lo tanto, a médicos internistas, neurólogos, reumatólogos y patólogos, de cuya actividad asistencial o de investigación pueda formar parte el estudio de una biopsia muscular. El capítulo no va dirigido a patólogos ya expertos que pretendan conocer más profundamente la patología muscular. Esto pueden encontrarlo más bien en los magníficos textos de referencia existentes.[1-4]

2   Indicaciones de la biopsia muscular

Las indicaciones de la biopsia muscular quedan referidas en la tabla 1. Es probable que, con el paso del tiempo, las pruebas de imagen y las nuevas tecnologías de biología molecular permitan establecer diagnósticos moleculares o genéticos que eviten la práctica de algunas biopsias musculares.

3   Elección del músculo a biopsiar

De forma muy resumida y práctica se podría decir que hay que biopsiar un músculo afecto que no se encuentre en fase final. Este es un hecho relevante, ya que un músculo en fase final no facilita información alguna y la biopsia acostumbra a ser más dolorosa de lo habitual. Si bien la mayoría de las enfermedades musculares primarias cursan con afectación proximal, esta no se da en algunas distrofias, en la miositis con cuerpos de inclusión y en las miopatías distales, entre otras. Como

<table>
<tr><td>

1. Sospecha de miopatía

   • Inflamatoria (primaria o en el contexto de una enfermedad sistémica autoinmune)
   • Distrofia*
   • Tóxica**
   • Metabólica (excepto miopatía hipotiroidea)
   • Mitocondrial
   • Secundaria a corticoterapia***
   • Congénita
   • Parálisis periódica
   • Hiper-CK-emia mantenida y tras limitar el ejercicio físico intenso

</td></tr>
<tr><td>

2. Miositis refractaria al tratamiento (diagnóstico erróneo versus exacerbación de la enfermedad versus miopatía esteroidea)

</td></tr>
<tr><td>

3. Sospecha de vasculitis sistémica

</td></tr>
<tr><td>

4. Sospecha de amiloidosis (con clínica muscular relevante o con negatividad de la biopsia de grasa subcutánea)

</td></tr>
<tr><td>

5. Infecciones parasitarias con tropismo muscular (triquinosis, toxoplasmosis, sarcocistosis)

</td></tr>
</table>

*Excepto en el caso de distrofias muy bien caracterizadas genéticamente (Steinert, Facioscapulohumeral, Duchenne). **Cuando la relación causal no es clara o la toxicidad muscular no está bien caracterizada. ***Como diagnóstico diferencial, habiendo otras opciones, al menos, igual de probables.

Tabla 1. Indicaciones o situaciones clínicas en las que se ha de realizar una biopsia muscular.

ya se ha dicho en otro capítulo de esta monografía, la resonancia magnética (RM) previa a la realización de la biopsia constituye una buena herramienta para mejorar el rendimiento de esta. A pesar de ello, en la práctica clínica se ha podido comprobar que la anatomía quirúrgica no se corresponde con exactitud con las imágenes de la RM, en el sentido de que el grado de fibrosis o de infiltración adiposa en la histología es superior a la observada en la RM. En términos generales, los músculos que se biopsian con mayor frecuencia son deltoides, cuádriceps o bíceps. El gemelo, el tibial anterior u otros músculos distales se reservan para los casos de sospecha de miopatías distales o de biopsia simultánea de músculo y nervio sural, en el contexto clínico de sospecha de vasculitis sistémica, cuando no hay otro órgano aparentemente afecto (piel, riñón, pulmón, etc.) o como complemento a aquél. También puede indicarse una biopsia muscular ante la sospecha de enfermedades sistémicas tipo sarcoidosis, amiloidosis o histiocitosis de Ehlers-Danlos, entre otras. Es muy recomendable evitar la biopsia de un músculo que ha sufrido la agresión de la aguja de un electromiógrafo, al menos hasta transcurridas dos semanas. En casos muy seleccionados de afectación muscular selectiva, como algunas distrofias o miopatías congénitas, pueden obtenerse fragmentos musculares por biopsia con aguja guiada por ecografía, por ejemplo, de glúteo o músculo semimembranoso, si bien los resultados no siempre son óptimos.

4   Técnica de biopsia

La descripción detallada de la técnica de la biopsia muscular puede encontrarse en textos de referencia de los mismos autores.[5, 6] En resumen, las biopsias pueden realizarse de dos maneras. La primera, con aguja, está preconizada por investigadores de Gran Bretaña para pacientes pediátricos y ofrece las ventajas de su rapidez y de que se pueden obtener varios fragmentos, pero los inconvenientes del pequeño tamaño de los especímenes y de la dificultad en la orientación de las fibras musculares, cosa que por otra parte es de primordial importancia en la interpretación de una biopsia muscular. La segunda es la biopsia a cielo abierto que requiere tan solo de anestesia local de la piel y del tejido celular subcutáneo. Tras una cuidadosa disección y la apertura de la fascia hay que obtener 3-4 fragmentos cilíndricos de aproximadamente 1,5 x 0,5 cm, los cuales deben depositarse en una gasa mojada con suero fisiológico y remitirse al laboratorio de Anatomía Patológica con rapidez. Según nuestra experiencia, el tejido muscular no sufre alteraciones hasta transcurridas unas dos horas después de su obtención, siempre y cuando se mantenga envuelto en la gasa humedecida, nunca sumergida, con suero fisiológico. De igual modo, tampoco es necesaria la ligadura del fragmento de biopsia por sus dos extremos y su colocación sobre un depresor para evitar la eventual contractura de las fibras musculares. El cirujano que toma la biopsia debe manipular con mucho cuidado los fragmentos, ya que una excesiva presión con las pinzas o con el bisturí podría alterar de forma significativa la muestra. Tras la toma de la biopsia debe suturarse la fascia con material reabsorbible y la piel con seda, todo ello tras una cuidadosa hemostasia. Las complicaciones de una biopsia muscular son mínimas, ya que no superan el 0,5-1 %, y muy poco importantes, como hematomas locales o infecciones superficiales de la herida quirúrgica. La técnica es totalmente ambulatoria, en manos expertas dura unos 45 minutos y únicamente debe controlarse la coagulación con antelación, sin que sea imprescindible, pero sí aconsejable, suprimir la antiagregación. No es necesario practicarla en un quirófano, ya que puede llevarse a cabo en un habitáculo convenientemente equipado.

5 Procesamiento de la muestra

Se recomienda destinar tres fragmentos del tamaño indicado, bien orientados para obtener cortes coronales, para congelación, uno de menor tamaño para fijación en glutaraldehído y un cuarto fragmento simplemente congelado sin orientación alguna en un tubo tipo Eppendorf para eventuales estudios moleculares posteriores.

5.1 Congelación con orientación

Son los cortes destinados al estudio histológico, histoquímico e inmunohistoquímico (IHQ). Cada uno de los fragmentos musculares se dispone sobre un medio de montaje denominado OCT, colocado a su vez sobre un corcho previamente identificado con el número de la biopsia y el número del bloque. El conjunto (corcho, OCT y músculo) se introduce en un recipiente con isopentano previamente enfriado con nitrógeno líquido casi hasta el punto de congelación. Este es otro punto crítico, ya que se pretende conseguir una congelación rápida pero no inmediata. De no ser así se podrían formar cristales de hielo, ya que el tejido muscular contiene gran cantidad de agua, lo cual condicionaría un grave artefacto en la preparación histológica. Asimismo es muy importante ser muy cuidadoso cuando se manipula el tejido, pues su excesivo contacto con pinzas o con recipientes puede generar artefactos. Los bloques así manipulados pueden almacenarse durante años a –80 °C. Las secciones histológicas se obtienen con microtomo a –30 °C, con un grosor de 8-12 micras. Es muy recomendable tomar unas primeras secciones histológicas de cada uno de los tres bloques para comprobar la buena orientación espacial, la buena congelación y la expresividad histopatológica. Este último aspecto es asimismo crítico ya que en no pocas ocasiones uno de los fragmentos es normal mientras que otro puede presentar los cambios evidentes de una determinada miopatía, como es el caso de la dermatomiositis. Se trata, por lo tanto, de aumentar las posibilidades diagnósticas de una biopsia muscular. El estudio histológico e histoquímico básico se refiere en la tabla 2. Al margen de

Tinción histológica	Utilidad y cambios observables
H&E	Tamaño celular, inflamación, posición nuclear, seudodivisiones, inclusiones…
TCR de Gomori	Lo mismo que H&E más fibrosis colágena, cuerpos nemalínicos, vacuolas ribeteadas, células rojas rasgadas
NEE	Células musculares positivas (oscuras) que indican estar denervadas o en regeneración. Placas motoras, macrófagos
PAS	Depósitos positivos indicativos de ser glucógeno
ORO	Depósitos de lípidos neutros en forma de microgotas
F. ácida	Actividad lisosomal. Inespecífico en inflamación
F. alcalina	Positividad en capilares permisiales en relación a actividad inflamatoria

Reacción histoquímica	Utilidad y cambios observables
NADH	Tipos de fibra 1 y 2. Cores, multicores, minicores. Fibras rojas rasgadas. Alteraciones mitocondriales
SDH	Igual que NADH. Identificación de células positivas, sugiriendo miopatía mitocondrial
COX	Igual que NADH. Identificación de células positivas o negativas sugiriendo miopatía mitocondrial
ATP-asa a pH 9,4	Tipos de fibra de forma más nítida que en NADH. Atrofia selectiva de tipo 1 o tipo 2. Agrupación por tipos de fibra indicativo de reinervación

H&E: Hematoxilina-eosina. TCR: Tricrómico. NEE: Esterasa no específica. PAS: Ácido peryódico de Schiff. ORO: *Oil red* O. F.: Fosfatasa. NADH: Nicotinamida deshidrogenasa. SDH: Succinato deshidrogenasa. COX: Citocrormo C oxidasa. ATP: Adenosintrifosfatasa.

Tabla 2. Tinciones histológicas y reacciones histoquímicas básicas en el estudio de una biopsia muscular.

estas reacciones básicas, hay otras muchas reacciones histoquímicas e IHQ que deberán emplearse en casos determinados. En realidad, los estudios IHQ pueden ser ilimitados según se vayan conociendo e identificando las distintas proteínas de membrana o la composición de determinadas vacuolas o inclusiones, y se disponga de un anticuerpo monoclonal frente a determinada proteína o inclusión. Aunque el desarrollo de estas técnicas escapa al contenido de esta monografía, en la tabla 3 quedan referidas las reacciones IHQ más difundidas.

5.2   Fijación en formol e inclusión en parafina

Si bien se trata de la técnica más rutinaria en cualquier examen histopatológico, no es habitual en el tejido muscular. Según nuestra experiencia, solo se usa para estudiar muestras complementarias como la fascia, cuando se sospecha la existencia de fascitis, o el nervio sural, cuando la biopsia simultánea de músculo y nervio se ha indicado para el estudio de una eventual vasculitis sistémica.

5.3   Fijación en glutaraldehído e inclusión en resinas plásticas
(cortes semifinos y ultrafinos)

El cuarto fragmento, de menor tamaño, se fija en formaldehído y tras unos días, se corta en trozos más pequeños para consolidar la fijación. Después, los fragmentos ya fijados se sumergen en una solución tamponada en la que pueden permanecer durante meses hasta que se decida la conveniencia de incluirlos en resinas plásticas para obtener cortes denominados semifinos y eventuales cortes ultrafinos para examinarlos al microscopio electrónico. Esta técnica requiere mucho tiempo y se utiliza muy poco en la práctica clínica (10 % de las biopsias diagnósticas). Este porcentaje puede ser mucho mayor en proyectos de investigación.

5.4   Estudios enzimáticos y de la cadena respiratoria mitocondrial (CRM)

Estos estudios, en particular los de la CRM y sus complejos, requieren de tejido muscular fresco, que debe recogerse en frío en el mismo habitáculo de la biopsia,

Anticuerpo monoclonal	Identificación
CD3	Linfocitos T
CD4	Linfocitos CD4
CD8	Linfocitos CD8
CD20	Linfocitos B
CD68	Macrófagos
Ulex Europeus	Endotelios vasculares normales y patológicos
Ag. de clase I del CHM (W6-32)	Endotelios vasculares normales y patológicos. Expresión sarcolémica anormal en dermatomiositis, polimiositis, miopatía necrosante inmunomediada, algunas vasculitis y miositis con cuerpos de inclusión
p 62	Inclusiones de desechos proteicos en las vacuolas de la miositis con cuerpos de inclusión
C5b9 o complejo de ataque de membrana	Endotelios activados y algunas células musculares en macrofagia
Distrofinas 1,2,3	Distrofia de Duchenne. Mujeres portadoras
Disferlina	Distrofia muscular por deficiencia de disferlina
Calpaína	Distrofia muscular por deficiencia de calpaína
Sarcoglicanos	Distrofia muscular por deficiencia de sarcoglicanos
Desmina	Inclusiones de este filamento intermedio

* Los anticuerpos monoclonales aquí descritos son los empleados más frecuentemente, si bien la lista podría ser interminable según se identifican nuevas proteínas de membrana o la composición de algunas inclusiones.

Tabla 3. Reacciones inmunohistoquímicas más frecuentes.

limpiarse de impurezas y homogeneizarse. Se ha de proceder al estudio de los complejos de la CRM mediante polarógrafo o instrumentos más modernos como el Oroboros. Las actividades enzimáticas de los distintos complejos pueden medirse en tejido congelado, no necesariamente en tejido fresco. Las indicaciones de estos estudios, ya de por sí complejos y sofisticados, se limitan a la caracterización bioquímica de enfermedades musculares mitocondriales.

6 Interpretación

Existen tres requisitos para minimizar la posibilidad de cometer errores en la interpretación de una biopsia muscular: obtener una buena historia clínica, realizar una impecable exploración física, neurológica y general, y que haya una buena comunicación entre clínicos y patólogos.[7] A continuación se refieren algunos de los errores frecuentes en la interpretación de la biopsia.

6.1 *Atrofia de fibras anguladas*

Uno de los primeros parámetros a valorar en toda biopsia muscular es la homogeneidad en el tamaño de las fibras musculares y su perfil poligonal normal, bien angulado o redondeado. El segundo sugiere denervación y el tercero miopatía. Cuando se aprecian fibras atróficas anguladas se sugiere denervación, pero esto debe verificarse siempre con las técnicas NEE y ATP-asa. Si las células atróficas anguladas son positivas en la NEE, se trata de denervación o menos probablemente de regeneración. Si, por el contrario, las células son negativas en la NEE y oscuras en la ATP-asa a pH 9,4, se trata de atrofia de fibras de tipo 2. Uno de los datos más sugestivos de denervación, y más concretamente de reinervación, es la llamada reagrupación por tipos de fibra.

6.2 *Infiltrado inflamatorio*

Hay que ser prudente a la hora de afirmar la existencia de inflamación, ya que en ocasiones los axones terminales pueden confundirse con células mononucleadas. La visualización más evidente de nervios o la identificación de placas motoras en la reacción de NEE permitirá concluir que se trata de axones y no de auténtica inflamación. De igual modo, los axones adoptan una coloración púrpura en la tinción de tricrómico.

6.3 *Sacos de núcleos o auténticas fibras denervadas y, por tanto, positivas en la NEE*

Este es un hallazgo frecuente, en particular en personas de avanzada edad. No deben confundirse estos hallazgos, reales por otra parte, con el diagnóstico inequívoco de neuropatía. Es más, a menudo estos mínimos cambios de denervación coexisten con otros cambios que sí permiten hacer un diagnóstico alternativo.

6.4 *Fenómenos de necrosis muscular*

La necrosis de las células musculares puede observarse con fenómenos de macrofagia, necrosis coagulativa o microinfartos musculares. En la primera, lo más frecuente es que corresponda a una auténtica miositis o a una miopatía necrosante inmunomediada, pero ello no siempre es así ya que pueden observarse estos mismos fenómenos en miopatías tóxicas y en distrofias. En el caso de la necrosis coagulativa, por tanto sin macrofagia, lo más probable es que se trate de una miopatía tóxica. Si se observan microinfartos musculares, lo más probable es que se trate de una vasculitis muscular o de una dermatomiositis.[8] Un error frecuente que simula un microinfarto es la inadecuada manipulación de la muestra ya sea por parte del cirujano que obtiene la biopsia o por parte del técnico de laboratorio que la manipula al congelarla.

6.5 *Presencia de vacuolas*

Es un hallazgo relativamente frecuente, cuyo significado es muy variable. Si son de localización subsarcolémica, con contenido de material PAS positivo, sugieren glucogenosis, en particular la enfermedad de Mc Ardle. Cuando no tienen contenido, son centrales y de gran tamaño, sugieren parálisis periódica hiper o hipokalémica o bien un grave artefacto de congelación. Ribeteadas, son muy típicas y diagnósticas de la miositis con cuerpos de inclusión, pero no son exclusivas. Pueden encontrase en casos de denervación y también son muy similares a las inclusiones típicas de las miopatías miofibrilares. Una vez más la historia clínica detallada, la exploración física y las pruebas complementarias deberán permitir el diagnóstico correcto.

6.6 Cambios mitocondriales

Los auténticos cambios mitocondriales son las fibras rojas rasgadas (*ragged-red fibers* -RRF, en inglés), que a menudo son además citocromo oxidasa (COX) negativas y succinato-deshidrogenasa (SDH) positivas. El problema radica en el número de estas fibras, de tal modo que hallar alguna célula aislada no ha de llevar a diagnosticar erróneamente una miopatía mitocondrial. Esto es especialmente cierto en biopsias musculares realizadas a personas de avanzada edad. Asimismo, el hallazgo de RRF es habitual en una biopsia con cambios inflamatorios indiscutibles y representa un grupo de polimiositis o dermatomiositis al que se le ha atribuido una peor evolución clínica. Por otra parte, pueden existir cambios muy evidentes en las reacciones de tipo oxidativo, sin ningún otro dato histopatológico. En nuestra experiencia puede asociarse a hipotiroidismo, miopatía inflamatoria, miopatía tóxica, distrofia muscular o a una auténtica miopatía mitocondrial.

6.7 Cores, multicores y minicores

Los «cores» son zonas centrales de las fibras musculares en las que no se aprecia la red mitocondrial normal en las reacciones de tipo oxidativo y en particular en la nicotinamida deshidrogenasa (NADH). Su presencia puede sugerir neuropatía, concretamente radiculoneuropatía. En el contexto clínico adecuado sugiere la enfermedad del core central o la enfermedad con multicores, dos miopatías congénitas, la primera de ellas asociada a riesgo elevado de sufrir hipertermia maligna.

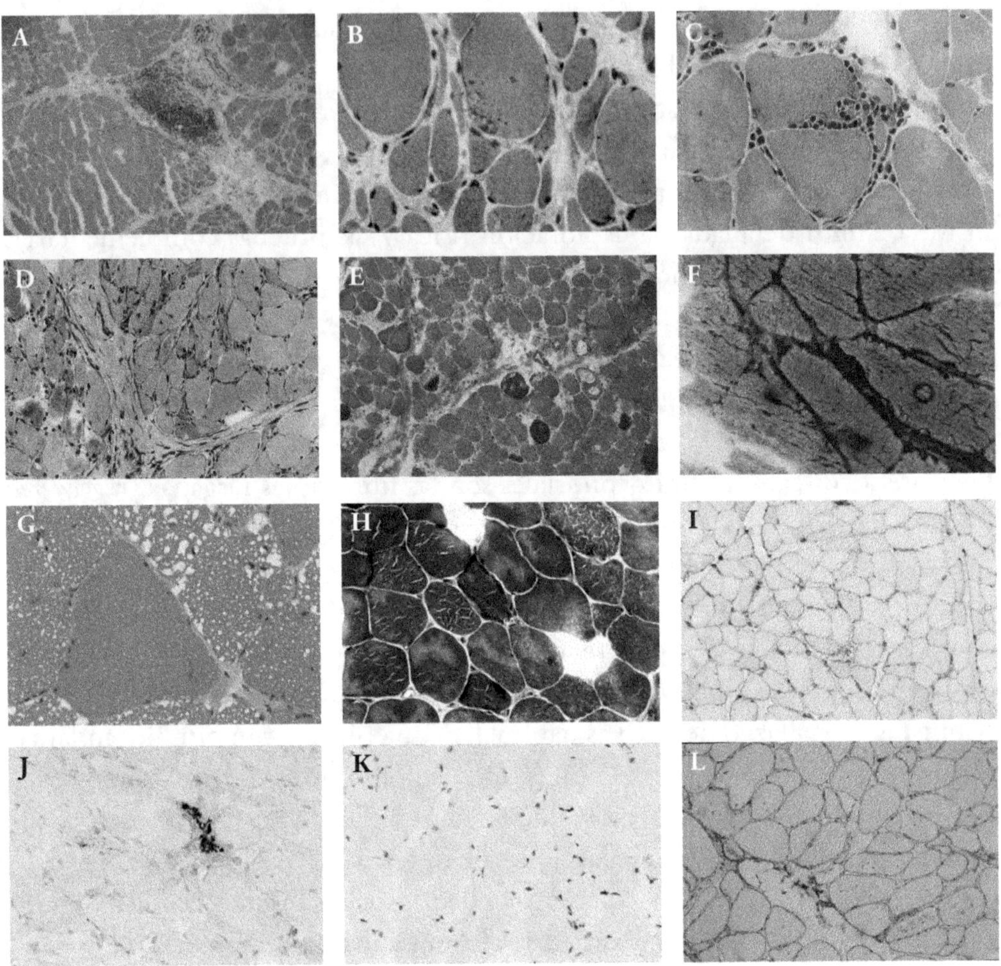

Figura 1. Imágenes más representativas de biopsias musculares. A: Se aprecia un infiltrado inflamatorio perivascular y marcada atrofia perifascicular. Imágenes diagnósticas de dermatomiositis (HE). B: Marcada variabilidad en el tamaño de las fibras musculares y presencia de vacuolas ribeteadas subsarcolémicas. Miositis con cuerpos de inclusión (TRC de Gomori). C: Infiltrado inflamatorio endomisial y fenómeno de invasión celular parcial. Polimiositis (TRC de Gomori). D: Necrosis y regeneración muscular sin apenas fenómenos inflamatorios. Miopatía necrosante inmunomediada. (HE). E: Variabilidad en el tamaño de las fibras musculares con atrofia de fibras redondas y fenómenos de necrosis. Distrofia de Duchenne. (TRC de Gomori). F: Depósitos subsarcolémicos PAS positivos. Enfermedad de Mc Ardle. Tinción de PAS. G: Multitud de microvacuolas lipídicas. Miopatía lipídica. HE. H: Se pueden apreciar tres células con refuerzos subsarcolémicos de tonalidad púrpura que corresponden a acúmulos mitocondriales (células rojas rasgadas o ragged-red fibers). TRC de Gomori. I: Reacción IHQ con Ag. de clase I del CHM. Se puede apreciar la anormal expresión, prácticamente universal, del sarcolema de las células musculares. Miopatía necrosante inmunomediada. J: Positividad de p62 en un caso de miositis con cuerpos de inclusión. K: Positividad del complejo de ataque de membrana C5b9 en muchos de los endotelios capilares. Dermatomiositis. L: Positividad de distrofina (normal) en un caso de distrofia muscular de cinturas.

6.8 Fibrosis

La fibrosis colágena, al igual que la infiltración adiposa, suele representar una de las fases finales de una miopatía, sea cual fuere su naturaleza. De forma indudable significa que la lesión es crónica, aunque en la historia clínica no se recojan tal cronicidad.

6.9 Cambios evidentes de miopatía no diagnósticos

Esto implica variabilidad en el tamaño de las células, con presencia de células redondeadas más o menos atróficas, núcleos internos en más de un 20 % de las células musculares, fenómenos de seudodivisión, etc. Por desgracia, esto se produce en cerca de un 10 % de todas las biopsias, y en esos casos el patólogo poco puede ayudar a diagnosticar la enfermedad. Por regla general, con el tiempo acaba configurando un cuadro clínico definido. Otro escenario frecuente es lo que se denominan cambios mínimos, lo cual implica lo mencionado anteriormente pero en menor escala. Por desgracia ambos diagnósticos se producen con cierta frecuencia en centros de referencia de enfermedades musculares.

Las imágenes más representativas de cuanto se ha dicho se pueden observar en la figura 1.

Bibliografía

1. Uro-Coste E, Fernandez C, Authier FJ, Bassez G, Butori C, Chapon F, et al. Prise en charge des biopsies musculaires et nerveuses. Recommandations formalisées d'experts sous l'égide de la Societé française de myologie et de l'Association française contre les myopathies. Rev Neurol 2010; 166: 477-85.

2. Bosch X, Poch E, Grau JM. Rhabdomyolisis and acute kidney injury. N Engl J Med 2009; 361: 62-72.

3. Muscle biopsy. A practical approach. Eds: Michael J Houston, Louise Cook. Elsevier 2007, third edition (first edition 1973). ISBN: 1 4160 2593 6.

4. Dubowitz V, Sewry CA, Oldfors A. Muscle biopsy. A practical approach. Elsevier. Health Sciences 2013. ISBN 978 0 7020 4340 6.

5. Prieto S, Selva A, Grau JM. Biopsia de músculo y nervio. Procedimientos en Medicina Interna P. Conthe (ed). Jarpyo editores SA. ISBN: 978-84-92982-28-8. Año 2011. pp: 299-307.

6. Ferrer J, Grau JM. Muscle and nerve biopsy. Minor Surgery at a glance. First edition. Edited by Helen Mohan and Desmond Winter. 2017 by John Wiley & sons.

7. Hilton-Jones D. Myositis mimics: how to recognize them. Curr Opin Rheumatol 2014; 26: 663-70.

8. Milisenda JC. Doti PI, Prieto S, Grau JM. Dermatomyositis presenting with severe subcutaneous edema. Five additional cases and review of the literature. Semin Arthritis 2014; 44: 228-33.

Capítulo 7

Dermatomiositis juvenil

V. Torrente-Segarra,[1,2,3] E. Iglesias[1]

[1] Unidad de Reumatología Pediátrica.
Servicio de Pediatría
Hospital Sant Joan de Déu
Esplugues de Llobregat (Barcelona)

[2] Servicio de Reumatología
Hospital General Hospitalet-Moisès Broggi
Hospitalet Llobregat (Barcelona)

[3] Profesor colaborador Grado de Fisioterapia
Universidad Internacional de Cataluña (UIC)
Sant Cugat del Vallès (Barcelona)

Dirección para correspondencia
Vicenç Torrente-Segarra, MD, PhD
vicente.torrente@sanitatintegral.org

Estíbaliz Iglesias, MD, PhD
eiglesias@sjdhospitalbarcelona.org

Sinopsis

La dermatomiositis juvenil es la miopatía inflamatoria más frecuente en los niños. Se trata de una vasculopatía sistémica que afecta a diferentes órganos y tejidos como la piel y el aparato locomotor, pero que también puede afectar al aparato gastrointestinal, entre otros. Se diagnostica aplicando los criterios de Bohan y Peter y precisa de un tratamiento intensivo.

1   Introducción

La dermatomiositis juvenil (DMJ) es la miopatía inflamatoria más frecuente en pediatría, con una incidencia aproximada de 2-4 casos por 1.000.000 de niños/as al año.[1] El 16-20% de todas las dermatomiositis (DM) se inician en la infancia y alcanzan una incidencia máxima entre los cinco y los catorce años de edad.[2] Aunque la mortalidad se ha visto reducida en los últimos años (2-3%) gracias al uso de los cortico-esteroides, la morbilidad sigue siendo el caballo de batalla en el tratamiento de estos pacientes debido a su importante presencia (hasta el 80% de los casos).[3,4]

2   Manifestaciones clínicas

En cuanto a las manifestaciones clínicas de la DMJ, los órganos más afectados son la piel y el sistema músculo-esquelético, pero puede presentarse bajo diferentes formas en otros órganos y sistemas. Aquí se desglosarán sus manifestaciones más frecuentes y típicas.

Entre las manifestaciones cutáneas más frecuentes figuran los cambios capilares periungueales (91 %), las pápulas o signo de Gottron (57-100 %), el eritema en heliotropo (66-100 %) y el eritema malar y facial (42-73 %) (véanse la figura 1). También se pueden observar úlceras orales (35 %) y cutáneas (27-30 %), edema en las extremidades (11-32 %), calcinosis (6-30 %) (véase la figura 2) y lipodistrofia (10-14 %).[5] La persistencia de la actividad cutánea se ha relacionado con una peor evolución de la enfermedad,[6,7] y se ha asociado la primera a la presencia de autoanticuerpos anti-p-155/140.[8]

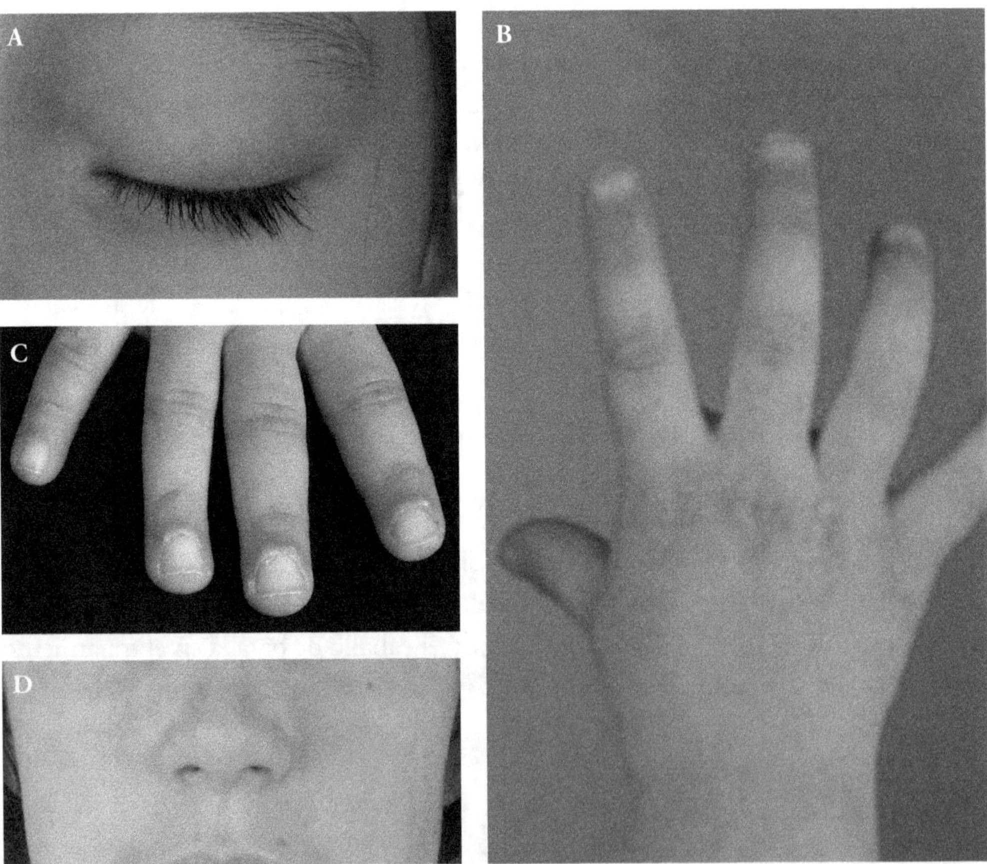

Figura 1. A: Exantema heliotropo. B: Pápulas de Gottron. C: Eritema periungueal. D: Exantema facial.

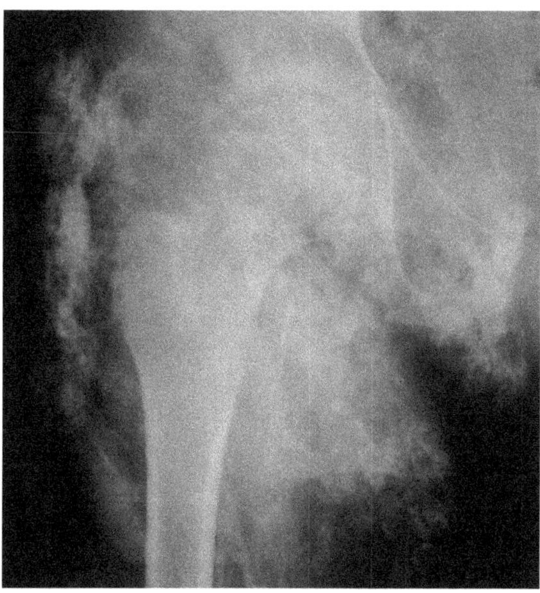

Figura 2. Calcinosis cutánea.

Entre las manifestaciones musculares destacan la debilidad muscular de tipo proximal y simétrica, que se detecta de forma evidente mediante la exploración física, la determinación de enzimas musculares elevados y la valoración de la fuerza muscular mediante determinadas herramientas y la resistencia (véase la tabla 1). También son útiles otras exploraciones complementarias como la EMG, la RM y la biopsia muscular, de forma similar a lo que ocurre en el adulto. Cuando no hay aparente participación muscular durante al menos los primeros seis meses desde el inicio de la sintomatología, se considera que el paciente está afectado por DMJ amiopática. Se estima que un 25 % de las DMJ amiopáticas evolucionan a la forma clásica en un tiempo medio de 1,9 años, pero presentan menos riesgo de desarrollar otras complicaciones (calcinosis, vasculopatía y afectación pulmonar).[9]

Otras manifestaciones sistémicas de la DMJ son los síntomas generales, como fiebre, adenopatías y letargia, el fenómeno de Raynaud, las mialgias, las artralgias, la artritis y las contracturas en flexión (principalmente debidas a la coexistencia de calcinosis), la disfagia orofaríngea con riesgo de broncoaspiración, las ulceraciones y las perforaciones intestinales, la afectación intersticial pulmonar y los trastornos de ritmo cardíaco o miocarditis.[5,10] Todas ellas deberían ser cuida-

Actividad	**Daño**	**Fuerza**	**Piel**
Disease Activity Score for JDM (DAS)	*Myositis Damage Index* (MDI)	*Childhood Myositis Assessment Scale* (CMAS)	*Cutaneous Assessment Tool-Bynari Method* (CAT-BM)
Juvenile Dermatomyositis Activity (JDM-act)	MDI simplificado	(sMDI) *Manual Muscle Test 8* (MMT8)	*Cutaneous Dermatomyositis Disease Area and Severity Index* (CDASI) modificado
Myositis Disease Activity Assessment Tool (MDAAT)		Hybrid MMT/ CMAS Score	*Dermatomyositis Skin Severity Index* (DSSI)

Disease Activity Score (DAS): Valora funcionalidad y actividad muscular y cutánea. Puntuación 0-20 (23).

Juvenile Dermatomyositis Activity (JDM-act): Constituido por ocho EVAs (actividad constitucional, cutánea, muscular, articular, gastrointestinal, pulmonar, cardíaca y global).

Myositis Damage Index simplificado (sMDI): Constituida por diez apartados (muscular, esquelético, cutáneo, gastrointestinal, cardíaco, pulmonar, endocrino, ocular, infección y malignidad). Puntuación: 0-30.

Manual Muscle Test 8 (MMT8): Valora la fuerza muscular graduada de 0 a 10 en ocho grupos musculares de forma unilateral. Puntuación: 0-80.

Childhood Myositis Assessment Scale (CMAS): Se compone de catorce apartados que valoran fuerza y resistencia. Puntuación: 0-52.

Tabla 1. Herramientas de valoración para la DMJ.

dosamente evaluadas al debutar la enfermedad, para analizar mejor el conjunto de síntomas y su gravedad, y efectuar una correcta evaluación que permita intuir la posible presencia de complicaciones.

3   Diagnóstico y diagnóstico diferencial.

La DMJ se diagnostica aplicando los criterios de Bohan & Peter,[11] aunque no sean específicos de los pacientes en edad infantil. Cuando se cumplen dos de los siguientes criterios, la enfermedad se puede diagnosticar como posible, tres como probable y cuatro como definida:

- Manifestaciones cutáneas típicas.
- Debilidad proximal y simétrica.
- Elevación de uno o más enzimas musculares en sangre (CK, GOT, LDH, aldolasa).

- Presencia de patrón miopático en el EMG.
- Biopsia muscular compatible.

Para realizar un correcto diagnóstico diferencial de la DMJ clásica, se deben tener en cuenta:

- Otras formas de miositis inmunes, tales como los síndromes de superposición, la polimiositis, la miositis focal, la orbitaria, la granulomatosa, la eosinofílica y la miofascitis macrofágica.
- Las miopatías no inflamatorias (entre ellas, las relacionadas con enterovirus, influenza, coxsackievirus, echovirus, parvovirus, poliovirus, hepatitis B, *Staphylococcus, Streptococcus,* toxoplasmosis, triquinosis, borreliosis de Lyme), las genuinas distrofias musculares, las miopatías metabólicas, las miopatías endocrinas y las miopatías tóxicas por fármacos.

En cuanto al diagnóstico diferencial de la DMJ amiopática, se deben incluir la psoriasis, el eczema y algunas lesiones cutáneas de enfermedades sistémicas. Un correcto y exhaustivo examen basal del paciente afectado por DMJ debe incluir:

- Análisis sanguíneo: hemograma, bioquímica con enzimas musculares y antígeno de Von Willebrand (marcador de daño endotelial), reactantes de fase aguda como VSG y PCR, serologías de virus hepatotropos, estudio de autoinmunidad (ver párrafo siguiente), TSH y T4 y dosificación de immunoglobulinas.

- Anticuerpos específicos de miositis: su presencia se asocia a un menor riesgo de malignidad excepto por lo que respecta al anti-155/140. Los anticuerpos anti-MJ (anti-NXP-2) son casi exclusivos de DMJ y se asocian a un mayor riesgo de calcinosis. Los anti-MDA5 son exclusivos de DM amiopática con enfermedad pulmonar intersticial rápidamente progresiva. Para descartar otras enfermedades sistémicas habrá que valorar la posibilidad de realizar otros autoanticuerpos como los antinucleares, anti-DNAds y anti-ENA.

- EMG: valora la presencia de patrón miopático, aunque en algunos casos puede resultar normal.

- RM de cuerpo entero o de cintura: permite valorar la presencia de edema muscular, el cual se asocia a actividad de la enfermedad y puede diferenciar entre pacientes con DMJ activa e inactiva.[12,13] Los pacientes con DMJ pueden presentar inflamación muscular en músculos distintos a los de la musculatura proximal, y el edema puede estar presente en músculos aparentemente normales en la exploración física.[14] Si se sospecha daño neurológico, se valorará también la posibilidad de realizar RMN cerebral.

- Biopsia muscular: puede confirmar el diagnóstico y también casos de afectación clásica aunque inicialmente fueran catalogados como DMJ amiopática. La sobreexpresión del complejo mayor de histocompatibilidad tipo I (HLA-I) está presente antes incluso de que exista afectación muscular clínica.[15,16,17]

- Videofluoroscopia: permite estudiar la presencia de disfagia con posible riesgo de aspiración.

- La radiografía de tórax, las pruebas funcionales respiratorias y la TC de tórax se utilizan para evaluar la presencia de enfermedad intersticial pulmonar.

- El electrocardiograma y la ecocardiografía se emplean para evaluar la presencia de manifestaciones cardíacas

- La capilaroscopia permite describir patrones alterados compatibles con DMJ y además se ha establecido relación con la afectación cutánea.[19,20,21]

- La densitometría ósea basal y durante el tratamiento se utiliza para determinar la posible pérdida de masa ósea.

- Valoración oftalmológica para determinar una eventual toxicidad farmacológica.

4   Monitorización y seguimiento

La DMJ debe monitorizarse en centros especializados aplicando una serie de medidas y herramientas específicas, tal y como se establece en las últimas recomendaciones publicadas.[22] Con ello se podrá establecer la actividad de la enfermedad y su gravedad, así como la presencia de daño orgánico (véase la tabla 1).

Se han descrito factores clínicos, analíticos, de imagen y anatomopatológicos de mal pronóstico. Entre los clínicos, destaca la duración de la sintomatología en el momento del diagnóstico,[6,7] la persistencia de actividad cutánea[6,7] y la presencia de enfermedad pulmonar intersticial.[24] Entre los analíticos, se encuentra la presencia de los anticuerpos anti-p-155/140, anti-MJ (anti-NXP-2) y anti-MDA5.[25] Entre las pruebas de imagen, figuran la afectación de grasa y tejido subcutáneo en RM para el desarrollo de calcinosis,[26,27] y entre los factores histológicos, la presencia de infartos musculares y vasculopatía.[20,21]

5   Tratamiento

El tratamiento de la DMJ debe ser individualizado y basado en la afectación basal, que ha de ser evaluada de forma completa[28] y precozmente, ya que su retraso se asocia a complicaciones específicas de la enfermedad. Asimismo, se deberá intensificar el tratamiento en función de la respuesta, aunque el tiempo de esta puede variar entre los distintos fármacos. Posteriormente se reducirán las dosis hasta la mínima que mantenga la enfermedad inactiva.[29,30,31] El tratamiento debe contemplar una vertiente sistémica y otra local.

5.1   *Tratamiento Sistémico*

En 2010, la *Childhood Arthritis and Rheumatology Research Alliance* (CARRA) publicó los esquemas de tratamiento para DMJ moderada-grave durante los dos primeros meses de la enfermedad. Los diferentes esquemas de tratamiento recomendados se basan en el uso de corticoesteroides sistémicos y metotrexato subcutáneo, y se diferencian entre ellos en la administración coadyuvante de bolus de metilprednisolona o inmunoglobulinas.[32] A partir de los dos meses del inicio de tratamiento, deberán establecerse pautas de tratamiento en función de la respuesta clínica, y los corticoesteroides no comenzarán a reducirse antes de las cuatro semanas.[33]

Se considerará un paciente como refractario cuando no mejora o incluso que empeora tras el tratamiento inicial. En este escenario, las recomendaciones de los expertos publicadas recientemente han propuesto como alternativas las siguientes terapéuticas: inmunoglobulinas, ciclofosfamida, ciclosporina, azatioprina, micofenolato de mofetilo, hidroxicloroquina, tacrolimus, rituximab, infliximab y transplante de progenitores hematopoyéticos. Por desgracia estas recomendaciones se basan en experiencias clínicas no contrastadas con ensayos clínicos que comparen su eficacia.

El organismo internacional PRINTO (*Paediatric Rheumatology International Trials Organization*) definió la enfermedad clínicamente inactiva como aquella que reunía los siguientes criterios: CPK $\leq$ 150 U/L, CMAS $\geq$ 48, MMT8 $\geq$ 78 y EVA $\leq$ 0.2.35.

En los gráficos 1 y 2 se muestran los algoritmos sobre el tratamiento de las formas de DMJ leves/moderadas y las formas graves.[22] Se han tomado las figuras originales por tratarse de un documento consensuado y haberse publicado en 2016.

5.2   *Tratamiento Local*

- Foto-protección: recomendada siempre.
- Corticoides tópicos.
- Tacrolimus tópico 0,1 %.[34]

6   Situaciones Especiales

Calcinosis: situación crítica, tradicionalmente con escasa respuesta a diferentes tratamientos, aunque se aboga por tratar la enfermedad de base de forma más intensa.

Se han utilizado, en pocos pacientes y con diferentes resultados, bifosfonatos, anti-TNF-alfa, diltiazem, probenecid, hidróxido de aluminio, tiosulfato de sodio, corticoides intralesionales y resección quirúrgica.

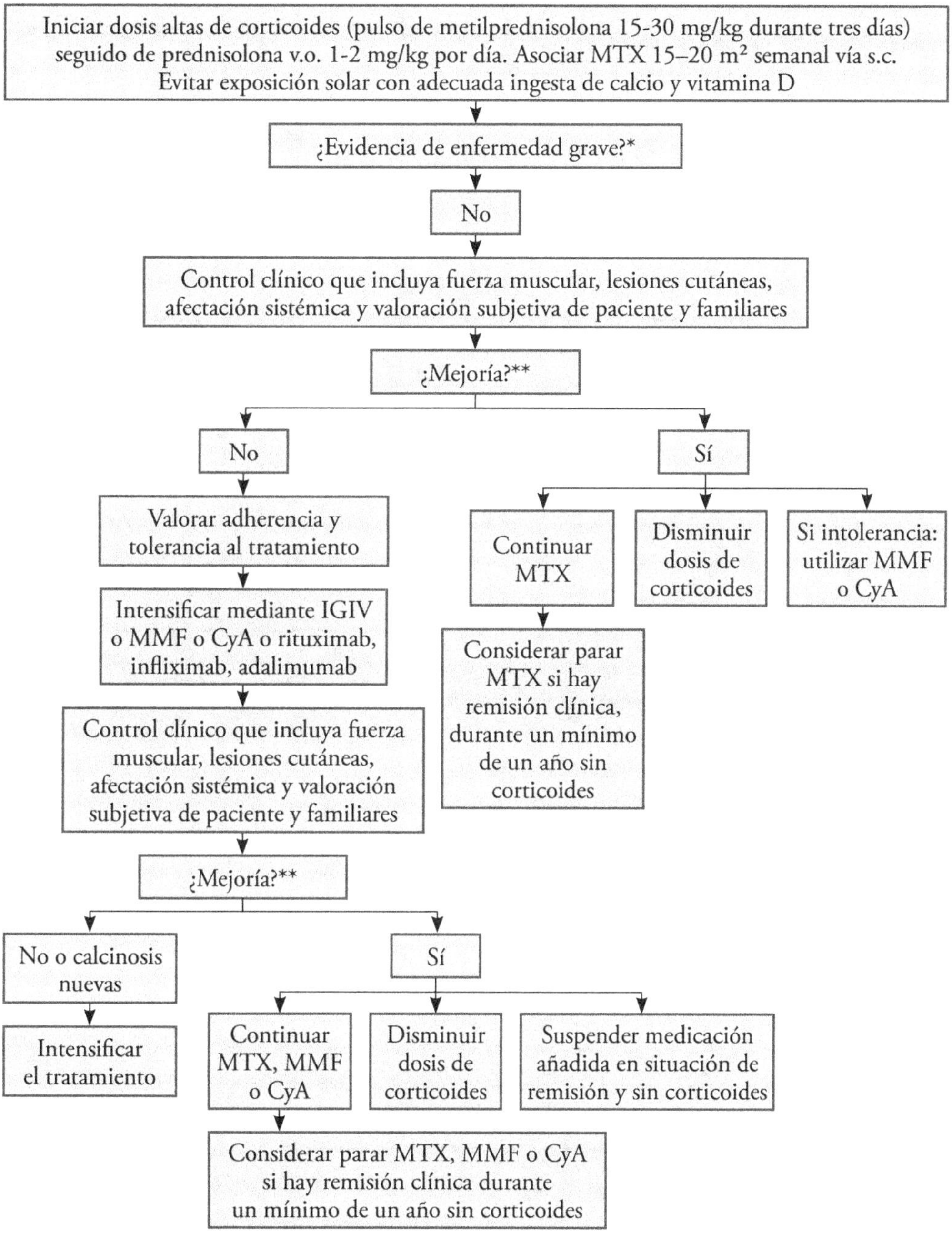

Iniciar dosis altas de corticoides (pulso de metilprednisolona 15-30 mg/kg durante tres días) seguido de prednisolona v.o. 1-2 mg/kg por día. Asociar MTX 15–20 m² semanal vía s.c. Evitar exposición solar con adecuada ingesta de calcio y vitamina D

¿Evidencia de enfermedad grave?*

No

Control clínico que incluya fuerza muscular, lesiones cutáneas, afectación sistémica y valoración subjetiva de paciente y familiares

¿Mejoría?**

No

Sí

Valorar adherencia y tolerancia al tratamiento

Intensificar mediante IGIV o MMF o CyA o rituximab, infliximab, adalimumab

Control clínico que incluya fuerza muscular, lesiones cutáneas, afectación sistémica y valoración subjetiva de paciente y familiares

Continuar MTX

Disminuir dosis de corticoides

Si intolerancia: utilizar MMF o CyA

Considerar parar MTX si hay remisión clínica, durante un mínimo de un año sin corticoides

¿Mejoría?**

No o calcinosis nuevas

Sí

Intensificar el tratamiento

Continuar MTX, MMF o CyA

Disminuir dosis de corticoides

Suspender medicación añadida en situación de remisión y sin corticoides

Considerar parar MTX, MMF o CyA si hay remisión clínica durante un mínimo de un año sin corticoides

*Compromiso de órgano vital/úlceras cutáneas extensas. **Mejoría basada en la evaluación clínica.

MTX: metrotexato. MMF: micofenolato de mofetilo. CyA: ciclosporina. IGIV: inmunoglobulinas endovenosas.

Gráfico 1. Algoritmo terapéutico de la DMJ con afectación leve/moderada (ref. 22).

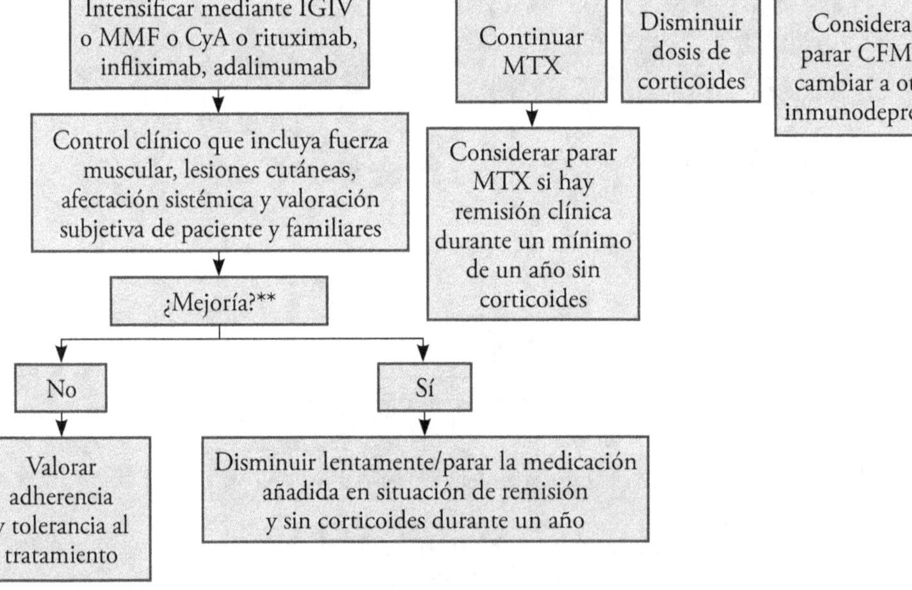

*Compromiso de órgano vital/úlceras cutáneas extensas. **Mejoría basada en la evaluación clínica.

MTX: metrotexato. MMF: micofenolato de mofetilo. CyA: ciclosporina. IGIV: inmunoglobulinas endovenosas. CFM: ciclofosfamida.

Gráfico 2. Algoritmo terapéutico de la DMJ con afectación grave (ref. 22).

Bibliografía

1. Symmons DP, Sills JA, Davis SM. The incidence of juvenile dermatomyositis: results from a nation-wide study. Br J Rheumatol 1995; 34: 732-6.
2. Rider LG, Lindsley CB, Cassidy JT. Juvenile Dermatomyositis. In: Textbook of Pediatric Rheumatology. Cassidy et al. 6th edition. 2011.
3. Huber, et al. Long-term outcomes in juvenile dermatomyositis: how did we get here and where are we going? Curr Rheumatol Rep 2005; 7: 441-6.
4. Ravelli A, Trail L, Ferrari C, et al. Long-term outcome and prognostic factors of juvenile dermatomyositis: a multinational, multicenter study of 490 patients. Arthr Care Res 2010.
5. Feldman BM, Rider LG, Reed AM, Pachman LM. Juvenile Dermatomyositis and other inflammatory miopathies of childhood. Lancet 2008; 371: 2201-12.
6. Pachman LA, Abbott K, Sinacore JM, et al. Duration of illness is an important variable for untreated children with juvenile dermatomyositis. J Pediatr 2006.
7. Stringer D, Singh-Grewal E, Feldman DM. Predicting the course of juvenile dermatomyositis: significance of early clinical and laboratory features. Arthritis Rheum 2008; 58: 3585-92.
8. Gunawardena H, Betteridge ZE, McHugh NJ. Newly identified autoantibodies: relationship to idiopathic inflammatory myopathy subsets and pathogenesis. Curr Opin Rheumatol 2008; 20: 675-80.
9. Gerami P, Malling HW, Lewis J, et al. A systematic review of juvenile-onset clinically amyopathic dermatomyositis. Br J Dermatol 2007; 157: 637-44.
10. Lowry CA, Pilkington CA. Juvenile dermatomyositis: extramuscular manifestations and their management. Curr Opin Rheumatol 2009; 21: 575-80.
11. Bohan A, Peter JB. Polimyositis and dermatomyositis (first of two parts). N Engl J Med 1975; 292: 344-7.
12. McCann L, Juggins A, Maillard S, et al. The Juvenile Dermatomyositis National Registry and Repository (UK and Ireland)-clinical characteristics of children recruited within the first 5 years. Rheumatology 2006; 45: 1255-60.
13. Maillard et al. Quantitative assessment of MRI T2 relaxation time of tigh muscles in juvenile dermatomyositis. Rheumatology 2004; 43: 603-608.
14. Malattia C, Damasio MB, Madeo A, et al. Whole-body MRI in the assessment of disease activity in juvenile dermatomyositis. Ann Rheum Dis 2014; 73: 1083-90.
15. Li CK, Varsani H, Holton JL et al. MHC Class I overexpression on muscles in early juvenile dermatomyositis. J Rheumatol 2004; 31: 605-9.
16. Sallum AM, Kiss MH, Silva CA, et al. MHC class I and II expression in juvenile dermatomyositis skeletal muscle. Clin Exp Rheumatol 2009; 27: 519-26.
17. Wargula JC, Lovell DJ, Passo MH, et al. What more can we learn from muscle histopathology in children with dermatomyositis/polymyositis? Clin Exp Rheum 2006; 24: 333-43.
18. Miles L, Bove KE, Lovell D, et al. Predictability of the clinical course of juvenile dermatomyositis based on initial muscle biopsy: a retrospective study of 72 patients. Arthritis Rheum 2007; 57: 1183-91.
19. Smith RL, Sundberg J, Shamiyah E, et al. Skin involvement in juvenile dermatomyositis is associated with loss of end row nailfold capillary loops. J Rheumatol 2004; 31: 1644-49.
20. Ingegnoli F, Zeni S, Gerloni V, et al. Capillaroscopic observations in childhood rheumatic diseases and healthy controls. Clin Exp Rheumatol 2005; 23: 905-11.
21. Dolezalova P, Young SP, Bacon PA, et al. Nailfold capillary microscopy in healthy children and in childhood rheumatic diseases: a prospective single blind observational study. Ann Rheum Dis 2003; 62: 444-49.

22. Bellutti Enders F, Bader-Meunier B, Baildam E, et al. Consensus-based recommendations for the management of juvenile dermatomyositis. Ann Rheum Diseases 2016: 0: 1-12.

23. Bode RK, Klein-Gitelman MS, Miller ML, et al. Disease activity score for children with juvenile dermatomyositis: reliability and validity evidence. Arthritis Rheum 2003; 49: 7-15.

24. Marie I, Hatron PY, Dominique S, et al. Short-term and long-term outcomes of interstitial lung disease in polymyositis and dermatomyositis: a series of 107 patients. Arthritis Rheum 2011; 63: 3439-47.

25. Mammen AL. Autoimmune myopathies: autoantibodies, phenotypes and pathogenesis. Nat Rev Neurol. 2011; 7: 343-54.

26. Kimball AB, Summers RM, Turner M, et al. Magnetic resonance imaging detection of occult skin and subcutaneous abnormalities in juvenile dermatomyositis. Implications for diagnosis and therapy. Arthritis Rheum 2000; 43: 1866-73.

27. Ladd PE, Emery KH, Salisbury SR, et al. Juvenile dermatomyositis: correlation of MRI at presentation with clinical outcome. AJR Am J Roentgenol 2011; 197: W153-158.

28. Iglesias E, Bou R, Torrente-Segarra V, Antón J. [Importance of a full assessment in patients diagnosed with juvenile dermatomyositis]. An Pediatr (Barc). 2015 Jun; 82: 449-50.

29. Kim S, El-Hallak M, Dedeoglu F, et al. Complete and sustained remission of juvenile dermatomyositis resulting from aggressive treatment. Arthritis Rheum 2009; 60: 1825-30.

30. Huber AM, Lang B, LeBlanc CM, et al. Medium- and long-term functional outcomes in a multicenter cohort of children with juvenile dermatomyositis. Arthritis Rheum 2000; 43: 541-9.

31. Hasija R, Pistorio A, Ravelli A, et al. Therapeutic approaches in the treatment of juvenile dermatomyositis in patients with recent-onset disease and in those experiencing disease flare: an international multicenter PRINTO study. Arthritis Rheum 2011; 63: 3142-52.

32. Stringer E, Bohnsack J, Bowyer SL, et al. Treatment approaches to juvenile dermatomyositis (JDM) across North America: The Childhood Arthritis and Rheumatology Research Alliance (CARRA) JDM Treatment Survey. J Rheumatol 2010; 37: 1953-61.

33. Huber AM, Robinson AB, Reed AM, et al. Consensus treatments for moderate juvenile dermatomyositis: beyond the first two months. Results of the second Childhood Arthritis and Rheumatology Research Alliance consensus conference. Arthritis Care Res (Hoboken) 2012; 64: 546-53.

34. Hollar CB, Jorizzo JL. Topical tacrolimus 0.1 % ointment for refractory skin disease in dermatomyositis: a pilot study. J Dermatolog Treat, 2004; 15: 35-9.

35. Lazarevic D, Pistorio A, Palmisani E, et al. The PRINTO criteria for clinically inactive disease in juvenile dermatomyositis. Ann Rheum Dis 2013; 72: 686-93.

Capítulo 8

Aproximación terapéutica a las miopatías inflamatorias

J.S. Román,[1] F.J. García-Hernández,[2] M.J. Castillo-Palma,[2] R.G. León,[2] E. Chinchilla-Palomares[2]

[1] Ex-Jefe de Sección y Coordinador de la Unidad de Colagenosis
Servicio de Medicina Interna
Hospital Universitario Virgen del Rocío
Sevilla

[2] Servicio de Medicina Interna
Hospital Universitario Virgen del Rocío.
Sevilla

Dirección para correspondencia
Julio Sánchez Román
sanchezroman@telefonica.net

Sinopsis

La rareza, la heterogeneidad y la escasez de estudios controlados sobre las miopatías inflamatorias hacen que su tratamiento sea un reto difícil. Los glucocorticoides son los agentes más utilizados en primera línea. En los pacientes que no responden, existen distintas posibilidades terapéuticas: inmunosupresores clásicos, inmunoglobulinas intravenosas (i.v.) y los llamados agentes biológicos, de introducción más reciente.

1   Introducción

La rareza y la heterogeneidad del conjunto de los síndromes integrados en el grupo de miopatías inflamatorias idiopáticas (MII), la diversidad y las grandes diferencias de mecanismos patogénicos existentes en todos ellos y la falta de estudios controlados que utilicen medidas evolutivas validadas convierten el tratamiento de estas entidades en un difícil reto. Los diferentes factores patogénicos y vías moleculares implicados en estos procesos presentan ciertas características diferenciales entre unos y otros. Estos mecanismos pueden clasificarse en inmunes y no inmunes. Los mecanismos inmunes comprenden la respuesta de células inmunológicamente activas (linfocitos T y B, células dendríticas y macrófagos) y sus productos (citoquinas y anticuerpos). Entre los mecanismos no inmunes, figuran el estrés del retículo endoplásmico, la hipoxia y la autofagia.[1] El predominio de unos u otros determina diferencias en la eficacia de los diferentes tratamientos para las distintas variantes de las MII: dermatomiositis (DM), polimiositis (PM), miositis con cuerpos de inclusión (MCI) y miositis necrosante autoinmune (MNA). Estos diferentes mecanismos deben ser tenidos en cuenta a la hora de elegir los agentes más adecuados con el fin de contrarrestarlos en cada situación concreta.[2]

2   Medidas generales

Puede ser necesario el reposo en la cama, especialmente en las fases de actividad intensa de la enfermedad, aunque se recomienda realizar de forma precoz un programa de ejercicios dos o tres semanas después de iniciado el tratamiento farmacológico para prevenir contracturas y, por supuesto, un programa de rehabilitación adecuado y un aporte proteico suficiente, ya que los pacientes pierden masa muscular por una combinación de factores (daño muscular inmunomediado, inactividad y corticoterapia). Deben protegerse las zonas de presión (codos, talones y región sacra) para evitar el desarrollo de úlceras de decúbito. Cuando el fenómeno de Raynaud es muy intenso y, sobre todo, cuando da lugar a lesiones de los tejidos, es necesario adoptar una serie de medidas, tales como protegerse contra el frío y los cambios bruscos de temperatura, suprimir el consumo de tabaco y controlar los restantes factores de riesgo cardiovascular, evitar determinados medicamentos que pueden provocar espasmos vasculares (betabloqueantes y ergotamínicos) o emplear agentes adecuados para controlar los síntomas cuando todo lo anterior falla, como los calcioantagonistas (nifedipino), antagonistas de receptores de endotelina (bosentán) y prostanoides orales (misoprostol) o en perfusión por vía endovenosa (prostaciclina). En caso de que se produzcan úlceras, es necesario aplicar un tratamiento cuidadoso. En pacientes con disfagia se debe elevar la cabecera de la cama y pueden utilizarse soluciones espesantes para facilitar la deglución. Aunque la miositis responda favorablemente al tratamiento, las lesiones cutáneas pueden persistir e incluso asumir el protagonismo del cuadro clínico. Se recomienda utilizar pantallas solares con alto factor de protección. Los antipalúdicos de síntesis son muy eficaces, en primera línea, para el tratamiento médico de la inflamación cutánea (cuando no es muy intensa) y articular. No se han ensayado o no han resultado eficaces la dapsona, la clofazimina y la talidomida. También resultan útiles dosis bajas de glucocorticoides (GCs) y el metotrexato

(MTX), así como antiinflamatorios no esteroideos para controlar la artritis. El tratamiento local con GCs o inmunosupresores (IS: tacrolimus o pimecrolimus) puede ser útil como adyuvante.

Para tratar las calcificaciones de partes blandas, especialmente frecuentes (45-75 %) en pacientes con DM juvenil (DMJ), se han utilizado fármacos anticoagulantes orales (generalmente warfarina a dosis muy bajas), hidróxido de aluminio, bisfosfonatos o antagonistas de canales de calcio (diltiazem). La regresión espontánea es poco frecuente. La tasa de éxito a largo plazo, con largos periodos de tratamiento, es variable y en general muy lenta, aunque hemos comprobado personalmente que se han producido respuestas espectaculares en alguna ocasión (véase la figura 1). No obstante, siempre queda la duda de que estos buenos resultados dependan realmente de una remisión espontánea.

El tiosulfato sódico (TSS) es un quelante del calcio y tiene efectos vasodilatadores, antioxidantes, antitrombóticos y antimetaloproteasas. Se ha mostrado

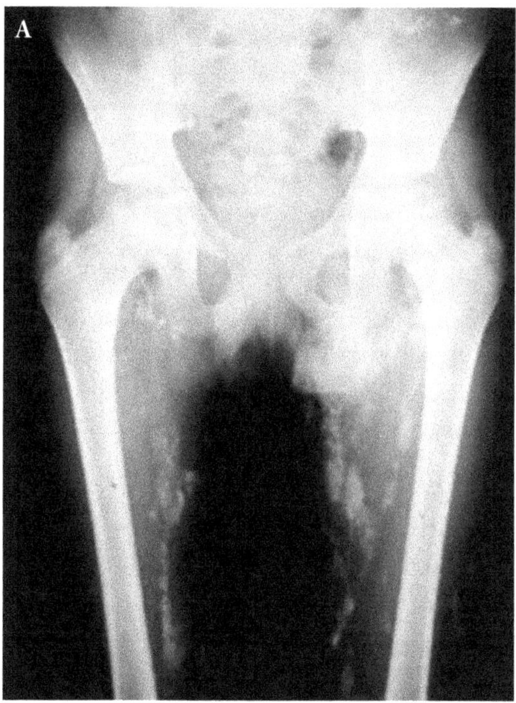
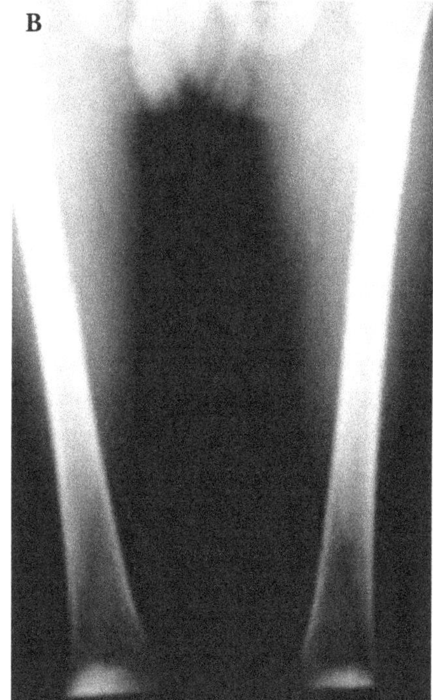

Figura 1. Calcinosis en DMJ. Inicial (A). Tras varios años de tratamiento con diltiazem, warfarina y bisfosfonatos (B).

eficaz en pacientes con calcifilaxis en hemodiálisis, litiasis urinaria y nefrocalcinosis, pero existe muy poca experiencia de su utilidad en enfermedades sistémicas. Según algunos trabajos, existen respuestas favorables en casos de calcinosis asociada a MII refractaria a todo lo anterior, con solución TSS, administrada tópicamente o por vía endovenosa[3]. A veces es necesario recurrir a la cirugía.

Al igual que en el tratamiento de cualquier enfermedad autoinmune sistémica, es imprescindible atender a la comorbilidad: prevención de osteoporosis y control de la glucemia, de las cifras de la tensión arterial y de las alteraciones de los lípidos. Para prevenir infecciones es necesario actualizar el calendario vacunal y emplear las medidas profilácticas admitidas para la tuberculosis latente o la infección por virus B de hepatitis, virus varicela/zona o *Pneumocystis jirovecii*.

3   Tratamiento esteroideo e inmunosupresor

En la tabla 1, modificada de Amato y Barohn, se enumeran los agentes más utilizados para el tratamiento IS.

3.1   Glucocorticoides

Constituyen la piedra angular del tratamiento de las MMII, aunque no se conoce bien su mecanismo de acción en estas entidades. Los GCs se unen, en el citoplasma celular, a receptores específicos que se expresan en linfocitos, monocitos y neutrófilos. Son capaces de inhibir la actividad de NFkB aumentando la transcripción de su inhibidor IkB y regulan aspectos postranscripcionales, como la traducción del ARN y la síntesis y secreción de proteínas. Se manejan diferentes hipótesis para explicar sus efectos, como la inhibición del reclutamiento y la migración de linfocitos a las zonas de inflamación e interferencia con la síntesis de linfoquinas activadoras de los linfocitos T, tales como interleuquina (IL)-1, IL-2 y factor de necrosis tumoral alfa (TNFα). Causan así un bloqueo rápido y generalizado de las respuestas inmunitarias. Aunque no contamos con estudios controlados, los expertos están de acuerdo en que los GCs deben instaurarse como terapia de inicio seguidos por distintos agentes IS o inmunomoduladores, bien solos o en combinación.[5] La tasa de respuestas varía entre

Agente	Dosificacion	Efectos adversos
Prednisona (VO)	0,5 a 1 mg/kg/día	Hipertensión, obesidad, dislipemia, diabetes, cataratas, osteoporosis, necrosis aséptica, miopatía, infección
Metilprednisolona (IV)	0,75 a 1 g/día en 100 ml de solución salina normal durante 3-5 días	Arritmia, ansiedad, insomnio, hipokaliemia, infección
Metotrexato (VO/IM/SC)	7,5 a 25 mg una vez a la semana.	Depresión medular, hepatotoxicidad, neoplasia infección, estomatitis, infertilidad, teratogenia
Azatioprina (VO)	1-3 mg/kg/día	Depresión medular, hepatotoxicidad, pancreatitis, neoplasia, infección, infertilidad, teratogenia
Ciclofosfamida (IV)	0,75 a 1 g en 100 ml de solución salina (6 ciclos mensuales ± 6 trimestrales)	Depresión medular, neoplasia infección, infertilidad, cistitis hemorrágica, teratogenia
Ciclosporina (VO)	2-3,5 mg/kg/día	Nefrotoxicidad, hipertensión, hirsutismo, neoplasia infección, temblor, hiperplasia gingival, teratogenia
Tacrolimus (VO)	0,1 a 0,2 mg/kg/día	Nefrotoxicidad, hipertensión, hirsutismo, neoplasia infección, temblor, hiperplasia gingival, teratogenia
Micofenolato de mofetilo (VO)	1 g/12 horas	Depresión medular, hipertensión, diarrea, cefalea, confusión, neoplasia, infección, infertilidad, cistitis hemorrágica, teratogenia
Micofenolato sódico (VO)	360 mg/12 horas	Depresión medular, hipertensión, diarrea, cefalea, confusión, neoplasia, infección, infertilidad, cistitis hemorrágica, teratogenia
Inmunoglobulinas (IV)	300-500 mg/kg durante 3-5 días	Hipotensión, arritmia, anafilaxia, meningigtis aséptica, nefrotoxicidad, cefalea
Rituximab (IV)	375 mg/m² a la semana durante 4 semanas consecutivas	Reacción infusional, infección, leucoencefalopatía multifocal progresiva

Modificado de Amato A. A., Barohn R. J. «Idiophatic inflammatory myopatíes», *Neurol Clin* 1977; 15 august. pp. 615-648.

Tabla 1.-Principales agentes utilizados en el tratamiento de la MII

el 60 y el 70 % en las distintas series. También, por consenso, la pauta inicial es 1 mg/kg de prednisona (o equivalente) en dosis única matinal, que después se reducirá progresivamente, tras alcanzarse un control adecuado (recuperación de la fuerza muscular y normalización de la creatinfosfoquinasa [CPK]), hasta suspenderse si es posible. Aunque el descenso de CPK en sangre se considera un importante marcador de respuesta favorable a los GCs, en algunos pacientes se observa una franca recuperación de la fuerza muscular con persistencia de moderada elevación de CPK. En estas circunstancias, la continuación del tratamiento esteroideo no debe basarse únicamente en los niveles enzimáticos.[4] Aunque son muy eficaces y de efecto rápido, los GCs, por sí solos, únicamente son capaces de lograr una respuesta mantenida en un 30 % de los pacientes, aproximadamente. Además, hay que tener en cuenta los numerosos efectos secundarios (osteoporosis, susceptibilidad a infecciones, necrosis avascular, etc.) que pueden provocar. Entre ellos, es importante tener en cuenta la miopatía por GCs, porque puede inducir a confusión. Suele predominar en los miembros inferiores, con CPK normal, en presencia de otros rasgos de toxicidad (aspecto cushingoide, estrías, etc.). Otros elementos diferenciales respecto a la MMII genuina son la ausencia de signos activos de inflamación en RMN y la mejoría al reducir la dosis de corticoides. Excepcionalmente es necesario realizar una nueva biopsia muscular para diferenciarlas. En pacientes con enfermedad grave o refractaria, o con manifestaciones extramusculares graves, tales como miocarditis, enfermedad pulmonar intersticial (EPI) o disfagia intensa, se pueden precisar pulsos de metilprednisolona (MTP) intravenosa (i.v.) a dosis de 500 a 1.000 mg durante tres a cinco días, además del uso concomitante de IS o de altas dosis de inmunoglobulinas i.v. (IGIV) para conseguir controlar más rápidamente la enfermedad y ahorrar GCs. Se han descrito diversos factores asociados a una menor respuesta a los GCs: duración prolongada de los síntomas, edad avanzada, afectación orgánica grave (EPI, afectación cardiaca), cáncer subyacente y la presencia de algunos anticuerpos específicos de miositis (AEM), como antisintetasa y anti-SRP. Hasta el 30 % de pacientes con PM/DM no responden adecuadamente al tratamiento con GCs. En la práctica habitual, los autores introducimos IS de entrada como estrategia que permite reducir e incluso suspender los GCs lo antes posible y evita el desarrollo de los efectos secundarios derivados de su uso prolongado. Independientemente del fármaco elegido, el tratamiento precoz limita el daño y la atrofia musculares.

3.2 Inmunosupresores

La elección del tratamiento con IS para las MMII se basa más en la experiencia del equipo médico y en la seguridad del fármaco que en los estudios prospectivos.

3.2.1 Metotrexato (MTX)

Con una estructura muy parecida a la del ácido fólico (pteroilglutámico), el MTX penetra en el interior de las células de manera pasiva o asociado a la proteína de membrana de unión a folato (FBP), y se transforma en MTX-poliglutamatos. Los poliglutamatos inhiben fundamentalmente la enzima dihidrofolato reductasa (DHFR) así como la timidilato sintetasa (TS) necesarias para la síntesis de purinas, lo que reduce el desarrollo y la activación de los linfocitos T. Realmente, el mecanismo citado solo es importante cuando se emplean altas dosis en oncología, pero no con las que se emplean para la inmunosupresión. Los poliglutamatos de MTX, acumulados en la célula, tienen una alta afinidad por la 5-aminoimidazol-4-carboxiamida ribonucleótida (AICAR) transformilasa. La inhibición de este sistema enzimático hace que se libere más adenosina, que provoca un bloqueo de la respuesta inflamatoria mediante la apoptosis de linfocitos activados y la disminución de la producción de TNFα, interferón-gamma (IFN-γ), IL-6, IL-8 e IL-12, así como el aumento de la liberación de IL-10 y del antagonista del receptor de IL-1.[6] No contamos con estudios prospectivos, ciegos y controlados con MTX, pero varios trabajos han confirmado su eficacia en la miositis refractaria a los GCs. Se ha comunicado un rango de eficacia de entre el 50 y el 75%. En un estudio realizado en pacientes con DMJ, el uso concomitante de MTX permitió reducir el tiempo medio de tratamiento con GCs de 27 (en controles históricos) a diez meses.[7] El MTX, empleado habitualmente en dosis de 7,5 a 25 mg a la semana, por vía oral (v.o.), intramuscular o subcutánea, está siendo desplazado en la actualidad por otros agentes más eficaces, aunque continúa siendo muy útil para tratar las lesiones cutáneas y las manifestaciones articulares. Los efectos adversos del MTX, más frecuentes cuando se aplican dosis mayores y en las fases iniciales del tratamiento, son úlceras orales, alopecia, náuseas, vómitos y diarrea y, con menor frecuencia, anemia megaloblástica, elevación de enzimas hepáticas, mielosupresión, neumonitis por hipersensibilidad y fibrosis-cirrosis hepática. Es necesario vigilar el hemograma y las enzimas hepáticas (en general, mensualmente). La adición de ácido fólico (5-10 mg de una a tres veces en semana, por v.o.) mejora la tolerancia y reduce la citotoxicidad sin disminuir la eficacia. Hay que tener presente que el compromiso pulmonar en las MMII no es una contraindicación para el uso de MTX.

3.2.2   Azatioprina (AZA)

Es un derivado de la 6-mercaptopurina que inhibe la síntesis *de novo* de las purinas. Su efecto es la depleción de adenosina y guanosina en las células T activadas, lo que da lugar a inmunosupresión. Empleada en dosis medias de 1-2 mg/kg de peso y ajustada según los niveles de TPMT (tiopurina-metil-transferasa), ha resultado eficaz en casos aislados y estudios retrospectivos, con una respuesta favorable en el 57-75 % de los pacientes. Solo se ha realizado un pequeño estudio randomizado y doble ciego donde se comparaba la AZA o placebo añadidos a GCs.[8] No se apreciaron diferencias en la evolución de la fuerza muscular, ni en los niveles de CPK ni en la histopatología entre ambos grupos al cabo de tres meses. Con la AZA se precisa mayor tiempo para inducir beneficios (generalmente, seis meses, como mínimo)[4]. En un estudio de reevaluación realizado pasados tres años sí se comprobó una mejoría de la fuerza y una reducción de la dosis de GCs entre los pacientes tratados con AZA.[8] En estudios comparativos no se comprobó superioridad del MTX respecto a la AZA o viceversa.[9] En un estudio cruzado randomizado, el tratamiento combinado con AZA y MTX resultó eficaz en pacientes en los que había fallado alguno de los dos tratamientos por separado.[10] La AZA es generalmente bien tolerada. Su principal efecto tóxico es la mielosupresión (anemia macrocítica, leucopenia y trombocitopenia), que desaparece habitualmente al reducir o suprimir la dosis. Son frecuentes las manifestaciones gastrointestinales (epigastralgia con náuseas y vómitos) y, menos frecuentes, la estomatitis, la diarrea, la pancreatitis y la hepatotoxicidad. Ante síntomas cutáneos graves, la AZA debe ser inmediatamente suspendida, ya que existe el riesgo de que se trate de una reacción de hipersensibilidad. Los efectos tóxicos pueden producirse en cualquier momento de su utilización (la pancreatitis suele aparecer a los pocos días de comenzar la terapia y la hepatotoxicidad, varias semanas después). La AZA conlleva también el riesgo de que se desarrollen neoplasias (especialmente linfoides) cuando se emplea en un tratamiento prolongado.

3.2.3 Anticalcineurínicos

Constituyen buenas opciones terapéuticas en MMII. Al unirse con ciclofilinas citoplasmáticas, actúan inhibiendo la transcripción de determinados genes, especialmente el gen de la IL-2, además de los genes de IL-3, IL- 4, INF-γ, TNF-α y CD40-ligando.[4,11] Una consecuencia importante de ello es el bloqueo selectivo de la actividad de los linfocitos T, por lo que son especialmente útiles para controlar la sintomatología muscular. La ciclosporina (CsA), utilizada a dosis de 2 a 3 mg/kg de peso al día por v.o., ha sido eficaz en series de casos y, en un estudio abierto randomizado, fue tan eficaz como el MTX.[12] Su eficacia se ha extendido a pacientes con EPI asociada a la MII, incluidos aquéllos con positividad de anticuerpos antisintetasa.[13] Los autores obtuvieron buena respuesta con CsA en pacientes previamente resistentes al MTX.[14] La CsA puede producir una nefropatía túbulo-intersticial aguda que desemboca en insuficiencia renal en algunos casos. La nefrotoxicidad crónica se asocia a ciclosporinemia elevada, que provoca un deterioro irreversible de la función renal caracterizado por fibrosis intersticial y cambios obliterantes de las arteriolas. Se produce principalmente en pacientes hipertensos, con lesión renal previa o que están recibiendo otros fármacos nefrotóxicos. La toxicidad sobre el sistema nervioso puede ocasionar convulsiones tónico-clónicas generalizadas (encefalopatía posterior reversible). Con mucha frecuencia, la CsA provoca trastornos digestivos, hipertensión arterial, hipertricosis, ginecomastia, hipercolesterolemia y tumefacción gingival. Es necesario valorar con frecuencia la concentración de creatinina y la tensión arterial, evitar emplear dosis superiores a 5-7 mg/kg/día por v.o. e intentar mantener niveles sanguíneos óptimos (entre 100-200 mg/mL, aunque la complejidad de su farmacocinética lo dificulta). El tacrolimus (TCL), más potente que la CsA, ha resultado eficaz en formas refractarias de PM/DM, en pacientes con síndrome antisintetasa (sobre la miopatía y la EPI) y en pacientes con EPI asociada y resistente a otros fármacos (incluido CsA).[16,17] Los efectos adversos son semejantes a los de la CsA pero supera la neurotoxicidad (aunque su frecuencia es baja) registrada con esta y puede presentar desde formas leves (temblor, cefalea, trastornos del sueño, mareo y disestesias) hasta graves (mutismo, afasia, convulsiones, confusión, psicosis, encefalopatía, ceguera cortical y coma). La mayoría de estas alteraciones se revierten al reducir la dosis de TCL. Kurita *et al.*,[18] en un estudio retrospectivo, comprobaron la terapia había sido más eficaz (supervivencia libre de enfermedad y libre de eventos) en pacientes con EPI asociada a PM/DM tratados con TCL, añadido a tratamiento convencional, que en aquellos tratados con terapia convencional sola (MTP i.v. y ciclofosfamida [CFF] y/o CsA). En diferentes trabajos se han comunicado buenos resultados de la aplicación tópica de TCL en lesiones cutáneas resistentes de pacientes con lupus eritematoso (LES) y con DM.[19] La respuesta suele potenciarse con la aplicación concomitante de GCs tópicos potentes (clobetasol) e hidroxicloroquina por v.o. La tolerancia es, en general, muy buena (aunque puede producirse ardor local).

3.2.4   Ciclofosfamida

Es un potentes IS que inhibe la proliferación celular en su fase premitótica (G_2). Actúa produciendo alquilación en el ADN y provocando roturas, uniones cruzadas y disminución en su síntesis, lo que impide la replicación celular. Es más activa sobre los linfocitos debido a que estos se multiplican con mayor rapidez que otras células del organismo. A bajas dosis, bloquea la proliferación de los linfocitos B (dado que su ritmo de recuperación es más lento) y, a dosis más altas, también la de los linfocitos T (especialmente CD8[+]). Los efectos adversos más frecuentes son: náuseas, vómitos, amenorrea (supresión ovárica), esterilidad (atrofia testicular), mielosupresión (neutropenia, trombopenia) e infecciones, con frecuencia asintomáticas (lo que dificulta su detección). La neutropenia alcanza habitualmente su nadir entre el séptimo y el duodécimo día de tratamiento y se recupera entre los días 17 y 21; es el parámetro más habitual para valorar su efectividad/toxicidad. Las dosis altas o una terapia prolongada se pueden asociar con cardiotoxicidad, cistitis hemorrágica, nefrotoxicidad o fibrosis pulmonar. Aunque incrementa el riesgo de neoplasias en pacientes tratados con CFF, es difícil cuantificarlo ya que la enfermedad de base también puede incrementarlo. La dosis oral (que oscila entre 50 y 100 mg al día) ha sido sustituida prácticamente por completo por la administración en pulsos i.v. Los datos referentes a CFF en MMII se limitan a comunicaciones de casos graves refractarios, especialmente con formas graves de EPI.[20,21] Las dosis aplicadas son de alrededor de 750 mg en pulsos mensuales (habitualmente seis) seguidos de seis trimestrales (o bien sustituida por otro IS: micofenolato de mofetilo [MFMF] o AZA). Parece especialmente útil en formas graves de EPI. En 2015, Ge *et al.*[22] realizaron una revisión sistemática del tratamiento con CFF en DM/PM. De un total de 310 referencias, seleccionaron finalmente solo doce estudios, casi todos retrospectivos y no controlados: 178 pacientes (141 con EPI asociada). A partir del conjunto de datos obtenidos, dedujeron que el tratamiento con CFF dio como resultado una mejoría en la fuerza y la función muscular, en el nivel de CPK, en la función pulmonar, en las imágenes pulmonares valoradas mediante tomografía axial computarizada de alta resolución (TACAR) y en la supervivencia de los pacientes con EPI aguda o subaguda. No obstante, hicieron hincapié en la necesidad de realizar estudios más amplios, prospectivos y controlados para considerar válidos estos resultados.

3.2.5 *Micofenolato de mofetilo y micofenolato sódico (MFS)*

Son derivados del ácido micofenólico. Actúan interfiriendo la proliferación de linfocitos T y B mediante la inhibición selectiva de la inosina monofosfato deshidrogenasa, con lo que se bloquea el ciclo de síntesis *de novo* de purinas. Solos o en combinación con otros IS, resultaron eficaces en PM, DM y DMJ refractarias y en EPI asociada a MMII. En un estudio acerca de la respuesta a IS (24 con CFF, 13 con AZA y 9 con MFMF) en pacientes con EPI asociada MMII, los resultados fueron favorables sin diferencias entre los tres agentes. Sin embargo, el número de pacientes era demasiado limitado (especialmente en los dos últimos tratamientos) para sacar conclusiones válidas.[23] Los efectos adversos más frecuentes (y muchas veces limitantes) son las alteraciones gastrointestinales (diarrea y dispepsia), que suelen ser más intensas cuando se superan las dosis habituales (1 g/12 horas v.o para MFMF). La sustitución por MFS con cubierta entérica, de absorción más lenta, cuya dosis equivalente es de 720 mg/12 horas, puede atenuarlos. Menos frecuentes son la mielosupresión (neutropenia o anemia leve) y el aumento de las infecciones virales (citomegalovirus y *virus herpes simplex*) y por *Candida albicans*. En un 0,6 % de los pacientes tratados con MFMF en combinación con otros IS se desarrolló enfermedad linfoproliferativa o linfoma (aunque otros estudios ponen en duda esta afirmación) y en un 2%, neutropenia grave. Se han producido anomalías fetales en modelos animales, por lo que su uso está contraindicado en el embarazo. En 2014, la Agencia Española del Medicamento comunicó el riesgo de se desarrollasen hipogammaglobulinemia, bronquiectasias e infecciones recurrentes en personas tratadas con MFS o MFMF, asociados a otros IS.

4   Inmunoglobulinas intravenosas (IGIV)

Su mecanismo de acción es complejo. En primer, saturan los receptores Fc en monocitos y macrófagos, bloqueando la fagocitosis de las células opsonizadas por anticuerpos. En segundo lugar, se unen a los fragmentos C3b y C4b del complemento, con lo que se previene el depósito de estos fragmentos activos en los tejidos y se bloquea la formación de convertasa C5, evitando así el daño tisular mediado por complemento. Las lesiones de la DM están relacionadas con el depósito de C3b/C4b y la cascada de activación posterior del complemento, lo que justifica el efecto beneficioso de su inhibición mediante las IGIV.[24] Por último, tienen un efecto regulador sobre diferentes células inmunitarias (linfocitos T y B, células dendríticas) y determinados genes. Las IGIV constituyen una elección excelente en MMII graves con movilidad muscular intensamente disminuida, refractaria o rápidamente progresiva, a dosis muy elevadas (de unos 300-500 mg por kg de peso al día, durante tres o cuatro días).[24] En un estudio controlado en DM , resultaron eficaces . En uno retrospectivo, la tasa de remisiones tras seis meses de tratamiento en asociación a IS convencionales fue mejor que con IS solos.[25] Los estudios en PM han sido no controlados pero con resultados muy alentadores.[26] También se ha comunicado una respuesta favorable en pacientes con MNA.[27] En otro estudio retrospectivo se observó una elevada eficacia en pacientes con disfagia grave por afectación esofágica. Aunque su efecto es transitorio, con ellas se puede conseguir una rápida mejoría. Comienzan a hacer efecto otros medicamentos de acción más prolongada pero de inicio más lento, como los IS. Algunos grupos emplean las IGIV como tratamiento de fondo en dosis periódicas (semestrales o trimestrales). Su utilización está indicada en pacientes embarazadas con DM, para las que está contraindicada la utilización de IS. Los efectos secundarios son raros aunque se han comunicado casos de hipotensión, arritmia, anafilaxia, meningitis aséptica y nefrotoxicidad.

5 Agentes biológicos

El manejo clínico de los pacientes con MMII puede verse dificultado por una falta de respuesta adecuada a los GCs y a los fármacos IS. Actualmente, están en pleno desarrollo los denominados tratamientos biológicos. Se trata de anticuerpos monoclonales, obtenidos mediante ingeniería genética y dirigidos específicamente contra una citoquina o contra una proteína esencial para el desarrollo o la función de determinadas células inmunocompetentes.

5.1 Rituximab (RTX)

El RTX es un anticuerpo monoclonal quimérico dirigido contra CD20, un receptor específico de los linfocitos B consistente en una fosfoproteína transmembrana resistente a la internalización y secreción. Este receptor, ausente en las fases iniciales de la evolución de los linfocitos B (células progenitoras y linfocitos pro-B), está presente en los estadios de linfocitos pre-B, de linfocitos inmaduros, de células activadas y de células-memoria, para volver a desaparecer en la fase final de maduración: las células plasmáticas. La primera indicación clínica del RTX fue el tratamiento de linfomas B pero, con posterioridad, su empleo se ha extendido al tratamiento de pacientes con diferentes enfermedades de naturaleza autoimmune, como púrpura trombocitopénica y otras citopenias, LES, artritis reumatoide (AR), crioglobulinemia, vasculitis asociadas a ANCA, vasculitis hipocomplementémica, MMII, esclerosis sistémica, síndrome de Sjögren y síndrome antifosfolípido, fundamentalmente. No hay consenso sobre la dosificación y los periodos de administración de RTX en pacientes con enfermedades autoinmunes sistémicas. En general existen dos pautas más aceptadas. En la primera, utilizada con mayor frecuencia en pacientes con AR, se administran dos infusiones de 1.000 mg de RTX i.v. separadas la una de la otra por dos semanas. La segunda, más utilizada, es la indicada en el tratamiento de los linfomas: infusión de 375 mg/m^2 semanalmente durante cuatro semanas consecutivas. Algunos grupos añaden CFF, en dos dosis de 500 mg, para potenciar la depleción de células B. Esta es la modalidad seguida habitualmente por los autores.[27] Generalmente se añade una pauta descendente de GCs por v.o. y una premedicación i.v. con MTP, dexclorfeniramina y paracetamol para evitar reacciones transfusionales. Otros efectos adversos comunicados fueron infección y algún caso de leucoencefalopatía multifocal progresiva (en general, en pacientes tratados intensamente con IS). Algunas publicaciones apoyan la utilidad del RTX en el tratamiento de pacientes con MMII. Levine administró RTX a seis pacientes con DM refractaria, con mejoría muscular, cutánea y respiratoria pero con recaída en cuatro casos antes de un año. Mok *et al.* trataron a cuatro pacientes con PM refractaria, con respuesta favorable a las 28 semanas. Cooper *et al.*, a cuatro pacientes con DMJ refractaria, con respuesta favorable en tres y recaída en dos de ellos, que precisaron nuevos ciclos. Sultan *et al.*, a ocho pacientes con MMII refractarias, y solo dos cumplieron los criterios de respuesta. Chung *et al.* obtuvieron una respuesta parcial en tres de ocho pacientes con DM. Otros autores han obtenido resultados favorables en casos aislados (pueden consultarse referencias a todos estos trabajos en la cita n.º 27). Los autores cuentan con una amplia experiencia con el uso del RTX en pacientes con formas refractarias de MII, comunicada en dos publicaciones sucesivas,[27,28] sobre una serie inicial de veinte pacientes tratados (la más extensa comunicada hasta aquel momento, y de un único centro). La tasa de respuestas favorables fue del 88,9 % a los seis meses y del 63,6 % al año. La mayoría de los pacientes pudo interrumpir los GCs tras un periodo máximo de cuatro meses. Se produjeron recaídas en diez pacientes, tras un periodo medio de trece meses. La tasa de respuestas a ciclos sucesivos de RTX fue igualmente elevada (85,7 % a los seis meses). Las pruebas de función respiratoria mejoraron en cuatro de los cinco pacientes con alteraciones respiratorias evaluables (todos con EPI, con o sin debilidad asociada de los músculos respiratorios). Observamos una depleción adecuada de linfocitos B al mes del tratamiento y una recuperación de su concentración a los doce meses (FIg 2 B). No obstante, esta recuperación no implicó recaída. Siete de los pacientes evaluados a los doce meses mantenían la respuesta favorable, y una de las cinco recaídas se produjo tres años después del tratamiento.[27] Algunos autores apuntan hacia una relación entre recaída y recuperación de niveles de linfocitos B, pero nuestros datos apoyan la existencia de otros mecanismos complementarios de modulación de la respuesta autoinmunitaria por RTX, tal como expresan Vigna-Pérez *et al.*[29] y que también se desprende del estudio de Oddis *et al.*[30] El resultado en el subgrupo de pacientes con anticuerpos anti-Jo-1 positivos no difirió del obtenido en el resto, y el perfil de seguridad fue muy favorable.[27] El NIH impulsó un estudio multicéntrico randomizado, el mayor que se ha realizado, para evaluar la eficacia del RTX en pacientes con MII refractaria (estudio RIM),[30] con participación de 200 enfermos (76 PM, 76 DM, 48 DMJ). La mitad recibió dos infusiones de RTX basalmente y la otra mitad lo hizo ocho semanas después. Los resultados no difirieron entre ambos grupos, pero el 83 % de los pacientes con fallo terapéutico de GCs e IS cumplieron la definición predeterminada de mejoría tras una media de veinte semanas.[30]

5.2 Agentes anti-TNF

El TNFα se encuentra en el músculo de los pacientes con MMII, localizado dentro de los macrófagos y las células endoteliales y libre en el tejido conectivo endomisial y perimisial. Su aumento parece inhibir la regeneración muscular y la miogénesis. El TNFα incrementa la producción de otras citoquinas proinflamatorias y contribuye a la sobreexpresión de moléculas HLA-I, todo ello lesivo para el músculo.

Se han comunicado casos de MMII con respuesta favorable a agentes anti-TNF, pero con peor control de las alteraciones cutáneas. Sin embargo, los resultados de pequeñas series no han sido concluyentes. Barohn *et al.*[31] realizaron un estudio piloto con etanercept (ETC) controlado con placebo sobre nueve pacientes con MCI; solo se aprecio una diferencia ligera aunque significativa en la empuñadura a los doce meses. Hengstman *et al.*[32] interrumpieron prematuramente un estudio abierto, con infliximab (IFX), por baja tasa de inclusión de pacientes y elevada de abandonos debido a la progresión de la enfermedad y las reacciones infusionales. Solo dos de seis alcanzaron el objetivo primario de mejoría de la fuerza muscular. Dastmalchi *et al.*[33] trataron a trece pacientes con IFX: cinco PM, cuatro DM y cuatro MCI, pero solo mejoraron tres de ellos , cuatro permanecieron estables y dos tuvieron un brote tras finalizar el periodo de estudio, aún bajo tratamiento con IFX. Otros cuatro lo abandonaron por efectos adversos. Los resultados no publicados íntegramente de un estudio con IFX controlado, randomizado y esponsorizado por el NIH fueron poco alentadores, y en otro no se demostró una respuesta consistente a IFX combinado con MTX en pacientes no tratados previamente. En un último ensayo clínico,[34] se evaluó la eficacia de ETC a dosis de 50 mg semanales durante 52 semanas en once de dieciséis pacientes con DM (tres de nuevo diagnóstico y ocho refractarios) frente a cinco tratados con placebo (dos nuevos y tres refractarios). Todos los tratados con placebo se consideraron fallos terapéuticos, mientras que la mitad de los tratados pudieron interrumpir los GCs. No hubo diferencias significativas en la tasa de efectos adversos, aunque el eritema empeoró en cinco pacientes con ETC y uno con placebo.[34] La experiencia de los autores, con anti-TNF en miopatías, es corta (dos con IFX y uno con ETC) pero absolutamente decepcionante. Dada la variabilidad de los resultados publicados, es difícil establecer la utilidad o no de los anti-TNF en el tratamiento de las MMII aunque nos permiten extraer algunas conclusiones. Así, en caso de resultado favorable, la mejoría es persistente solo si se mantiene el tratamiento. Parece que serían más eficaces en la PM que en DM, aunque se describió una elevada eficacia sobre la calcinosis de la DMJ pero no hay suficientes datos para afirmarlo de forma rotunda. Los resultados también señalan que podría tratarse de una enfermedad heterogénea, lo que justificaría que la respuesta terapéutica sea variada. Por otro lado, el tratamiento anti-TNF puede asociarse al desarrollo de miositis, según la comunicación de un número creciente de casos en pacientes con AR. Sin embargo, en la mayoría de ellos se sospecha que realmente se trataba de una MMII iniciada como artritis (síndrome antisintetasa, con EPI y anticuerpos anti-Jo1 positivos), en la que las alteraciones musculares se desarrollaron posteriormente tras iniciar tratamiento con anti-TNF.

5.3 *Otros biológicos*

La IL-6 está sobreexpresada en el plasma y las células mononucleares que infiltran el músculo de los pacientes con MMII. El bloqueo de IL-6 ha sido eficaz en modelos animales. Estos datos apoyan la posible utilidad del tratamiento dirigido frente a IL-6. En una primera comunicación, se constató una respuesta favorable en dos pacientes con PM grave refractaria tratados con tocilizumab, anticuerpo monoclonal dirigido contra el receptor de IL-6.[35] La sobreexpresión de IFN en pacientes con miositis activa y su reducción en relación con la mejoría de la enfermedad sugieren que el tratamiento dirigido frente a IFN sería beneficioso. En un ensayo en fase 1b, el tratamiento con sifalimumab (anticuerpo monoclonal dirigido frente a IFN de tipo I) redujo la concentración de IFN y los productos inducibles por él en sangre y músculo, con cambios más intensos en los pacientes que experimentaron una mayor mejoría en la fuerza muscular. Las IL-1 (α y β), producidas principalmente por los macrófagos activados y células endoteliales, se expresan intensamente en el músculo de los pacientes con MMII. Dichas citoquinas inducen un aumento de expresión de genes proinflamatorios y de moléculas de adhesión, como ICAM-1 y VCAM-1, en las células endoteliales (ambas sobreexpresadas en músculo de pacientes con miositis). También suprimen la proliferación y la fusión de mioblastos (especialmente IL-1α), lo que empobrece la regeneración muscular. Los receptores de IL-1 se expresan en las células endoteliales y en el sarcolema, lo que confirma que la IL-1 desempeña un papel en la patogenia de la miositis. Tras la comunicación previa del posible beneficio en dos casos tratados con anakinra (antagonista recombinante del receptor de IL-1), se incluyó en un estudio a quince pacientes con formas refractarias de MMII (entre ellos, cinco con MCI).[36] Se obtuvo respuesta favorable en siete, con mejoría del eritema en tres de los cuatro con DM. Se produjeron efectos adversos como infecciones (siete pacientes) y reacciones cutáneas locales en el punto de punción subcutánea (en seis). En otra comunicación, la anakinra no tuvo efectos beneficiosos en cuatro pacientes con MCI. Se ha comunicado un caso de DM recalcitrante con respuesta favorable al abatacept (molécula de fusión CTLA4-Ig). Dado que la activación del sistema del complemento desempeña un papel importante en la DM, se consideró justificado el empleo de eculizumab (anticuerpo monoclonal dirigido contra C5). En un estudio piloto enmascarado y controlado, se comprobó que era eficaz para controlar la inflamación cutánea. En 2015, Hornung *et al.* comunicaron la resolución de la clínica de DM en un único paciente que sufría simultáneamente una mielofibrosis post-policitemia vera (con mutación JAK2 V617F para Janus Kinasa-2) que se trató con ruxolinitib, un inhibidor de JAK2.[38]

6 Variantes de MII especialmente resistentes al tratamiento

La MCI ha resultado refractaria a todos los tratamientos eficaces en DM/PM. Los GCc solo provocan, a veces, una mejoría transitoria que suele ser ligera. Ni los

IS ni las IGIV modifican su curso natural. Se ha probado, sin éxito, el β-IFN-1a. En un estudio piloto se obtuvieron resultados esperanzadores con globulina antitimocítica. Como ya hemos citado, solo se ha desarrollado un pequeño estudio piloto con anti-TNF (ETC), sin conseguirse mejoría. Dalakas *et al.*[2] realizaron un estudio prospectivo con alentuzumab (anticuerpo monoclonal dirigido contra el antígeno linfocitario CD52 que bloquea la señal de activación de los linfocitos T, empleado originalmente en el tratamiento de la esclerosis múltiple) sobre trece pacientes. El grupo control se constituyó con la evolución de estos mismos pacientes durante el año previo, en el que no recibieron tratamiento. La pérdida de fuerza se había ralentizado significativamente a los seis meses del tratamiento y cuatro pacientes habían mejorado. Seis meses más tarde (doce meses post-tratamiento), la pérdida de fuerza había caído de nuevo a los valores pre-tratamiento, lo que sugiere la necesidad de volver a aplicar el tratamiento para mantener los efectos. Existen estudios con diversas terapias en desarrollo o pendientes de publicación, como los realizados con cloruro de litio (para inducir autofagia y aclaración de las proteínas mal plegadas), arimoclomol (inductor de la proteína de *shock* térmico BYM338) y la terapia de transferencia génica con folistatín.

Biblografía

1. Zong M, Lundberg IE. Pathogenesis, classification and treatment of inflammatory myopathies. Nat Rev Rheumatol 2011; 7: 297-306.
2. Dalakas M. Pathogenesis and therapies of immune-mediated myopathies. Autoimmunity Reviews 11 (2012) 203-206.
3. Pagnini I, Simonini G, Giani T, Marrani E, Moretti D, Vannuci G, et al. Sodium thiosulfate for the treatment of calcinosis secondary to juvenile dermatomyositis. Clin Exp Rheumatol 2014, 32: 408-9.
4. Dalakas MC. Immunotherapy of myositis: issues, concerns and future prospects. Nat Rev Rheumatol 2010;6:129-37.
5. Rider LG, Miller FW. Deciphering the clinical presentations, pathogenesis, and treatment of the idiopathic inflammatory myopathies. JAMA 2011; 305: 183-90.
6. Allegra CJ, Drake JC, Jolivet J, Chabner BA. Inhibition of phosphorybosil-aminoimidazole-carboxamide transformylase by methotrexate and dihydrofolic acid polyglutamates. Proc Natl Acad Sci USA 1985; 82: 4881-85.
7. Wedderburn LR, Rider LG. Juvenile dermatomyositis: new developments in pathogenesis, assessment and treatment: best practice & research. Clin Rheumatol 2009; 23: 665-78.
8. Bunch TW. Prednisone and azathioprine for polymyositis: long-term follow up. Arthritis Rheum 1981; 24: 45-8.
9. Miller J, Walsh Y, Saminaden S, Lecky BRF, Winer JB. Randomised double blind controlled trial of methotrexate and steroids compared with azathioprine and steroids in the treatment of idiopathic inflammatory myopathy. J Neurol Sci 2002;199 (suppl 1):S53.

10. Villalba L, Hicks JE, Adams EM, Sherman JB, Gourley MF, Leff RL, et al. Treatment of refractory myositis: a randomized crossover study of two new cytotoxic regimens. Arthritis Rheum1998; 41: 392-9.

11. Rao A, Luo Ch, Hogan PG. Transcription factors on the NFAT family, regulation and function. Annu Rev Immunol 1997; 15: 707-47.

12. Vencovský J, Jarosová K, Machácek S, Studýnková J, Kafková J, Bartůnková J, et al. Cyclosporine A versus methotrexate in the treatment of polymyositis and dermatomyositis. Scand J Rheumatol 2000;29:95-102.

13. Takada K, Nagasaka K, Miyasaka N. Polymyositis/dermatomyositis and interstitial lung disease: a new therapeutic approach with T-cell-specific immunosuppressants. Autoimmunity 2005; 38: 383-92.

14. Sánchez Román J, Castillo Palma MJ, Ocaña Medina C, Wichmann I, Chinchón Lara I, Segura Ayestarán DI. Eficacia de la ciclosporina en el tratamiento de las miositis. Re-vista Clínica Española 1995; 7: 449-54.

15. Marie I, Mouthon L. Therapy of polymyositis and dermatomyositis. Autoimmunity Reviews 2016; 11: 6-13.

16. Oddis CV, Sciurba FC, Elmagd KA, Starzl TE. Tacrolimus in refractory polymyositis with interstitial lung disease. Lancet 1999; 353: 1762-3.

17. Shimojima Y, Gono T, Yamamoto K, Hoshi K, Matsuda M, Yoshida K, et al. Efficacy of tacrolimus in treatment of polymyositis associated with myasthenia gravis. Clin Rheumatol 2004; 23:262-5.

18. Kurita T, Yasuda S, Amengual O, Atsumi T. The efficacy of calcineurin inhibitors for the treatment of interstitial lung disease associated with polymyositis/ dermatomyositis. Lupus 2015; 24: 3-9.

19. Yoshimasu T. Topical FK506 (tacrolimus) therapy for facial erythematous lesions of cutaneous lupus erythematosus and dermatomyositis. Eur J Derm 2002; 12: 50-2.

20. Ingegnoli F, Lubatti C, Ingegnoli A, Boracchi P, Zeni S, Meroni PL. Interstitial lung disease outcomes by high-resolution computed tomography (HRCT) in Anti-Jo1 antibody-positive polymyositis patients: a single centre study and review of the literature. Autoimmun Rev 2012; 11: 335-40.

21. Schnabel A, Reuter M, Gross WL. Intravenous pulse cyclophosphamide in the treatment of interstitial lung disease due to collagen vascular disease. Arthritis Rheum 1998; 41: 1215-20

22. Ge Y, Peng Q, Sigong S, Zhou H, Lu X , Wang G. Cyclophosphamide treatment for idiopathic inflammatory myopathies and related interstitial lung disease: a systematic review. Clin Rheumatol 2015; 34: 99-105.

23. Mira-Avendano IC, Parambil JG, Yadav R, Arrossi V, Xu M, Chapman JT, et al. A retrospective review of clinical features and treatment outcomes in steroid-resistant interstitial lung disease from polymyositis/dermatomyositis. Respiratory Medicine 2013; 107:890-6.

24. Basta M, Dalakas MC. Hihg-dose intravenous immunoglobulin exerts its beneficial in patients with dermatomyositis by blocking endomysial deposition of activated complement fragments. J Clin Invest 1994; 94: 1729-35.

25. Kampylafka EI, Kosmidis ML, Panagiotakos DB, et al. The effect of intravenous immunoglobulin (IVIG) treatment on patients with dermatomyositis: a 4-year follow-up study. Clin Exp Rheumatol 2012; 30:397-401.

26. Cherin P, Pelletier S, Texeira A, Laforet P, Genereau T, Simon A. Results and long-term follow-up of intravenous immnunoglobulin infusions in chronic refractory polymyositis: an open study with thirty-five adult patients. Arthritis Rheum 2002; 46: 467-74.

27. García Hernández FJ, Chinchilla Palomares E, Castillo Palma MJ, González Pulido C, Ocaña Medina C, Sánchez Román J. Evaluación de la eficacia del tratamiento con rituximab asociado a ciclofosfamida en pacientes con miopatía inflamatoria idiopática refractaria. Med Clin(Barc) 2010; 135: 256-9.

28. García-Hernández FJ, González-León R, Castillo-Palma MJ, Sánchez-Román J.

Rituximab is effective in the treatment of patients with idiopathic inflammatory myopathy. Clin Exp Rheumatol 2011; 29: 363-4.

29. Vigna-Pérez M, Hernández-Castro B, Paredes-Saharopolus O, Portales-Pérez D, Baranda L, Abud-Mendoza C, et al. Clinical and immunological effects of Rituximab in patients with lupus nephritis refractory to conventional therapy: a pilot study. Arthritis res Ther. 2006; 8: R83.

30. Oddis CV, Reed AM, Aggarwal R, Rider LG, Ascherman DP, Marc C. Levesque MC et al. Rituximab in the treatment of refractory adult and juvenile dermatomyositis and adult polymyositis: a randomized, placebo-phase trial. Arthritis Rheum 2013; 65: 314-24.

31. Barohn RJ, Herbelin L, Kissel JT, King W, McVey AL, Saperstein DS, et al. Pilot trial of etanercept in the treatment of inclision-body-myositis. Neurology 2006; 66 (suppl 1): S123-4.

32. Hengstmann GJ, De Bleecker JL, Feist E, Vissing J, Denton CP, Manoussakis MN, et al. Open-label trial of anti-TNF-alpha in dermato and polymyositis treated concominantly with methotrexate. Eur Neurol 2008; 59: 159-63.

33. Dastmalchi M, Grundtman C, Alexanderson H, Mavragani CP, Einarsdottir H, Barbasso Helmers S, et al. A high incidence of disease flares in an open pilot study of infliximab in patients with refractory inflammatory myopathies. Ann Rheum Dis 2008; 67: 1670-7.

34. Amato AA, Tawil R, Kissel J, Barohn, McDermott MP, Pandya S, et al (Muscle Study Group). A randomized, pilot trial of etanercept in dermatomyositis.
Ann Neurol 2011; 70:427-36.

35. Narazaki M, Hagihara K, Shima Y, et al. Therapeutic effect of tocilizumab on two patients with polymyositis. Rheumatology 2011; 50:1344-6.

36. Dorph C, Dastmalchi M, Alexanderson H, Ottosson C, Lindroos E, Nennesmo I, et al. Anakinra in patients with refractory idiopathic inflammatory myopathies [abstract 589]. Arthritis Rheum. 60 (Suppl.) S218 (2009).

37. Kazuki T, Bookbinder S, Furie R. A pilot study of eculizumab in patients with dermatomyositis. Arthritis Res 2002; 46:S489.

38. Hornung T, Janzen V, Wenzel J. Remission of recalcitrant dermatomyositis treated with ruxolitinib. N Engl J Med 2015; 371: 2537-8.

Capítulo 9

Situaciones clínicas graves en las miopatías inflamatorias (miocarditis, neumopatía intersticial aguda, disfagia cricofaringea grave, insuficiencia ventilatoria)

A. SELVA-O'CALLAGHAN,[1] S. PRIETO-GONZÁLEZ[2]

[1] Unidad de Enfermedades Autoinmunes Sistémicas
Servicio de Medicina Interna

[2] Médico Especialista en Medicina Interna.
Servicio de Enfermedades Autoinmunes Sistémicas
Hospital Clínic
Universidad de Barcelona
Barcelona

Dirección para correspondencia
Albert Selva O'Callaghan
aselva@vhebron.net

Sergio Prieto González
sprieto@clinic.ub.es

Sinopsis

La insuficiencia respiratoria debida a neumonía intersticial aguda o insuficiencia ventilatoria por claudicación de los músculos respiratorios, los trastornos de la deglución y la afectación del miocardio constituyen situaciones críticas que el clínico debe reconocer para aplicar las estrategias terapéuticas y las medidas de soporte adecuadas.

1   Introducción

Las miositis o enfermedades musculares inflamatorias de causa desconocida suelen tener un curso clínico subagudo al inicio y un comportamiento crónico a lo largo de su evolución. Sin embargo, en ocasiones, bien sea como forma de presentación de la enfermedad o bien en el transcurso de la misma, se producen algunas situaciones clínicas que es preciso reconocer precozmente para valorar las correspondientes opciones terapéuticas e implementar las estrategias de soporte necesarias.

Las principales situaciones clínicas críticas o agudas que pueden presentar estos pacientes son: la neumonía intersticial aguda rápidamente progresiva, la insuficiencia respiratoria debida al fracaso ventilatorio por afectación de la musculatura respiratoria, la afectación del músculo cardiaco en forma de miocarditis y finalmente la disfagia o incluso la afagia cricofaríngea grave o «acalasia» cricofaríngea, también denominada «barra cricofaríngea».

2   Neumopatía intersticial aguda rápidamente progresiva

2.1   Definición del concepto

El diagnóstico de neumopatía intersticial se basa en los criterios modificados de la American Thoracic Society publicados en 2013.[1] La presencia o no de neumopatía intersticial se define a partir de la combinación de criterios diagnósticos clínicos, radiológicos, funcionales y patológicos. Clásicamente se acepta que se puede diagnosticar con una capacidad vital forzada (CVF) o difusión de CO (DLCO) inferior al 70 % junto con la presencia de un patrón intersticial retículo-nodulillar en la radiografía o la tomografía computarizada. La forma aguda rápidamente progresiva se define por la instauración y progresión en forma de disnea, el deterioro funcional con empeoramiento de al menos un 10 % de la CVF, hipoxemia y la progresión radiológica entre uno y tres meses desde el inicio de los síntomas respiratorios

2.2   Principales escenarios clínicos

La neumopatía intersticial en pacientes con miopatía inflamatoria puede expresarse de distintas formas en función de las manifestaciones clínicas, del patrón radiológico, de los hallazgos patológicos y sobre todo del perfil inmunológico que presentan. Es bien conocida desde hace varias décadas la aparición de un patrón intersticial radiológico, que suele acompañarse de destrucción del parénquima pulmonar y neumomediastino (véase la figura 1), de curso rápidamente progresivo y con frecuencia fatal, en pacientes con formas amiopáticas de dermatomiositis, especialmente en enfermos de origen asiático. En 2005 investigadores japoneses[2] identificaron, mediante técnicas de inmunoprecipitación, la presencia de un anticuerpo dirigido contra una proteína de 140 kD, posteriormente catalogado como *anti-melanoma-differentiation associated protein 5* (MDA5) que ha resultado ser un excelente marcador diagnóstico de esta entidad. Investigadores de Europa y Estados Unidos también han reconocido este síndrome y se han publicado series amplias de pacientes.[3-5] Estudios epidemiológicos como el realizado en Japón, que detecta la presencia de casos consecutivos a lo largo de la ribera del río Kisso,[6] o la aparición de varios casos consecutivos en forma de *clusters* apuntan a un agente ambiental, quizás vírico, como factor responsable o desencadenante del cuadro. Asimismo, la molécula MDA5 forma parte de una familia de proteínas –RNA helicasas– que actúan como receptores de infecciones víricas *(RIG-I like receptors)* y amplían su respuesta por la vía del interferon, sustancia fundamental en la defensa de nuestro organismo frente a determinados virus. Todo ello podría reforzar la teoría patogénica de un proceso autoinmune o incluso autoinflamatorio (valores muy elevados de ferritina) desencadenado por un virus, aunque todavía no hay datos que la apoyen de forma inequívoca.

Es típica del síndrome la presentación clínica amiopática, es decir, con ausencia de afectación muscular, en la que solo se identifican lesiones cutáneas patognomónicas de dermatomiositis. La ausencia de debilidad muscular y de alteraciones electromiográficas, junto a valores normales de enzimas musculares (creatin kinasa y aldolasa), sustenta el concepto de «amiopática», si bien en ocasiones se detecta una tenue afectación muscular con escaso protagonismo clínico. Incluso en estos casos de afectación muscular leve, también denomina-

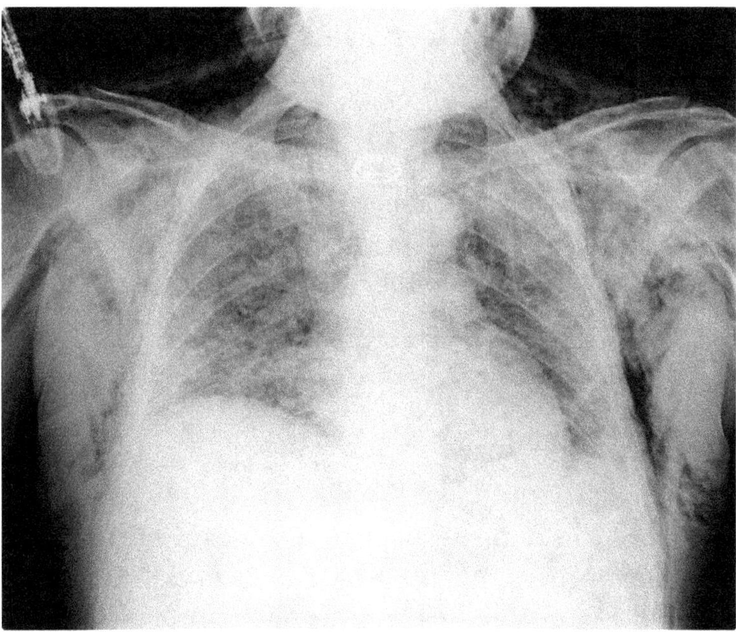

Figura 1. Paciente con neumonía intersticial aguda rápidamente progresiva (MDA5 [+]) y neumomediastino.

da hipomiopática, la biopsia muscular es prácticamente normal o muestra escasas alteraciones. Los crepitantes secos bibasales en la auscultación pulmonar, la crepitación en la palpación cutánea por existencia de aire debido a enfisema subcutáneo, el signo de Hamman (ruido cardiaco sisto-diastólico ocasionado por la presencia de aire en el mediastino), la platipnea (aumento de la disnea en ortostatismo) y la ortodeoxia (hipoxemia en ortostatismo) conforman un cuadro clínico desde el punto de vista respiratorio fácilmente reconocible y difícil de olvidar. Junto a esta forma tan característica de neumonía intersticial aguda rápidamente progresiva que cursa con neumomediastino y que presenta como marcador la positividad para anticuerpos anti-MDA5, se han descrito también otros cuadros no tan catastróficos, algunos de ellos prácticamente indistinguibles del conocido síndrome por anticuerpos antisintetasa, de tal manera, que cuando nos encontramos ante un paciente con artritis, lesiones cutáneas sugestivas de dermatomiositis, «manos de mecánico», miositis o debilidad muscular manifiesta y patrón intersticial de curso más crónico, y en ausencia de los diferentes anticuerpos antisintetasa –Jo1, EJ, OJ, KS, PL7, PL12, Zo–, hay que considerar la posibilidad de que sea portador de anti-MDA5.[3] También pueden ser positivas para el anti-MDA5 formas de dermatomiositis puramente amiopática sin afectación pulmonar.[3,7] Como suele suceder en la práctica clínica, cuando se buscan asociaciones entre cuadros clínicos y anticuerpos específicos, no siempre la coincidencia es exacta. Así, podemos encontrar un paciente con anti-MDA5 que se comporta de forma más larvada, no tan aguda, como un síndrome antisintetasa, y por el contrario un síndrome por anticuerpos antisintetasa (por ejemplo, anti-Jo1 positivo) que cursa de forma aguda rápidamente progresiva, si bien estos comportamientos suelen ser las excepciones que confirman la regla.

2.3   *Tratamiento recomendado*

La descripción de esta neumopatía intersticial rápidamente progresiva y su asociación a los anticuerpos anti-MDA5 han favorecido el diagnóstico precoz y la implementación de algunas estrategias terapéuticas para mejorar el pronóstico de esta grave entidad. Se pueden establecer tres diferentes situaciones clínicas con sus correspondientes estrategias.

2.3.1 *Formas de insuficiencia respiratoria rápidamente progresiva*

En esta forma de presentación –o en el caso de diagnóstico tardío–, el paciente entra rápidamente en insuficiencia respiratoria y precisa intubación orotraqueal y asistencia en unidades de cuidados intensivos. En esta circunstancia el pronóstico suele ser ominoso, y las opciones terapéuticas incluyen tratamiento inmunodepresor intenso y soporte ventilatorio, con oxígeno a altos flujos (Optiflow) e incluso estrategias invasivas como la aplicación de oxigenación por membrana extracorpórea o ECMO *(ExtraCorporeal Membrane Oxygenation)* que permite suplir la función del pulmón dañado durante días o semanas. Sin embargo, la utilización de esta técnica, por sus elevados requerimientos técnicos y de personal, es una estrategia excepcional, quizás como puente hacia una hipotética mejora del cuadro o a la espera de un trasplante pulmonar. En estos casos y siempre que sea posible, es recomendable pero no imprescindible realizar una fibrobroncoscopia con aspirado bronquial e incluso biopsia transbronquial, fundamentalmente para descartar la presencia de infección bacteriana, vírica, tuberculosa o por gérmenes oportunistas en caso de inmunodepresión previa prolongada o de neoplasia asociada. Hay que valorar en cada caso el riesgo y el beneficio de esta exploración invasiva. No parece justificado realizarla para un estudio patológico de la afectación pulmonar, ya que su resultado no modifica ni el pronóstico ni la estrategia terapéutica.

En cuanto al tratamiento inmunodepresor, se inicia con pulsos de metilprednisolona de 0,5 a 1 g diarios durante tres días y posteriormente se mantiene una dosis de 1 mg/kg/día, junto a fármacos inmunodepresores, entre los que destacan la ciclofosfamida (en pulsos de 500 mg/m^2 cada dos a cuatro semanas en función de las cifras de leucocitos ajustada a no menos de 2-2,5 x 10^9/l leucocitos) y los antagonistas de la calcioneurina, especialmente el tacrolimus (a dosis de 2-3 mg/12 horas según niveles entre 4 y 10 ng/ml), pero también la ciclosporina A (3-5 mg/kg/día, niveles entre 100-400 ng/ml).

La administración de una triple pauta de pulsos de glucocorticoides, ciclofosfamida y ciclosporina (en catorce pacientes, con una mortalidad del 25 %), en comparación con su cohorte histórica (en catorce pacientes, con una mortalidad del 75 %) publicada por el grupo japonés, parece una pauta interesante,[8] si bien nuestra experiencia es mala con la inmunodepresión intensa, ya que muchos pacientes acaban en cuidados intensivos con infecciones oportunistas (i.e. *aspergillus sp*) y fallecen. Otras opciones terapéuticas son el tratamiento con perfusión a través de cartuchos de polimixina B[9], con éxito en casos aislados, o la administración de basiliximab,[10] un anticuerpo monoclonal (anti-CD25) frente al receptor alfa de la IL2, normalmente expresado en los linfocitos B y T tras su activación. La siguiente pauta nos ha reportado buenos resultados en algunos pacientes críticos: Pulsos de 0,5 gr/día de glucocorticoides (solu moderin®) durante los tres primeros días y continuar con prednisona 1 mg/kg/día durante los siguientes treinta días; iniciar tacrolimus (prograf®) a dosis inicial de 2 mg/12 hora p.o. y ajustar posteriormente según niveles (entre 5-10 ng/ml); hemoperfusión con polimixima B, realizando dos sesiones de cuatro horas con un intervalo de 24 horas entre ellas, utilizando monitores Prismaflex, con Qb de 100 ml/h y pauta de heparina sódica según protocolo. Posteriormente se realiza plasmaféresis con intercambio de seroalbumina al 5%, por plasma filtración y recambio por 1-1,2 del volumen plasmático total (según peso y hematocrito), durante tres días y luego a días alternos hasta siete sesiones. Después de cada sesión se administra perfusión de inmunoglobulinas (IGIV) (Flebogamma®) (0,4 mg/kg) con la idea de modular la respuesta inmune.[11] Finalmente hay que tener en cuenta la opción del trasplante pulmonar, preferentemente unipulmonar, aunque la experiencia es escasa. Es importante iniciar cuanto antes el programa de evaluación para trasplante en estos casos en los que la afectación es rápidamente progresiva, ya que desafortunadamente puede no haber tiempo suficiente dada la rapidez del cuadro.

2.3.2   *Neumopatía intersticial crónica*

Se pueden considerar equivalentes al síndrome por anticuerpos antisintetasa o formas rápidamente progresivas abortadas al inicio por diagnóstico precoz. Según nuestra experiencia, suelen dar buenos resultados los antagonistas de la calcioneurina, especialmente el tacrolimus.

2.3.3   *Formas exclusivamente cutáneas*

Predomina la lesión cutánea en manos y pulpejo de los dedos, y con frecuencia aparecen ulceraciones, también en el tronco y el abdomen en forma de exantema. El tratamiento incluye también inmunodepresores sistémicos y tópicos.

2.4 Pronóstico

En las formas rápidamente progresivas, suele ser infausto. El diagnostico precoz a partir de la determinación de anticuerpos anti-MDA5 y la implementación de un tratamiento inmunodepresor o inmunomodulador lo antes posible parece mejorar el pronóstico, aunque no existe evidencia científica contrastada.

Debido a los resultados discordantes no se puede afirmar que los valores plasmáticos de los anticuerpos anti-MDA5 tengan valor de pronóstico, si bien parece que algunas citocinas plasmáticas y sobre todo los valores de ferritina sérica son buenos marcadores de actividad.

3   Insuficiencia respiratoria ventilatoria

3.1   Definición del concepto

Por la misma naturaleza de la enfermedad, la musculatura respiratoria puede verse afectada. Es lo que se conoce como insuficiencia ventilatoria o miopatía respiratoria restrictiva. La afectación y mal funcionamiento de la musculatura respiratoria, fundamentalmente el diafragma y la musculatura intercostal, generan una insuficiencia respiratoria restrictiva por insuficiencia ventilatoria. Gasométricamente hay una tendencia a la hipercapnia, muchas veces sin retención crónica de bicarbonatos, ya que no suele haber tiempo suficiente para que se produzca la retención compensatoria de bicarbonatos por el túbulo renal. El estudio de la función respiratoria detecta una disminución de la CVF (restricción) con una presión inspiratoria máxima (PIM) claramente descendida. Las pruebas de imagen, radiografía de tórax y TACAR suelen ser normales, aunque en ocasiones puede coexistir un patrón intersticial propio de la enfermedad de base y sin relación con la insuficiencia ventilatoria.

3.2   Principales escenarios clínicos

Aunque pueda parecer lo contrario, la insuficiencia ventilatoria no es infrecuente en los pacientes con miositis. De hecho, la mayoría de estos pacientes presentan, en el momento del diagnóstico, un cierto grado de restricción respiratoria con una CVF algo disminuida (~ 65-70 %) a expensas de una PIM baja, reflejo de la afectación diafragmática existente. Estos datos se observan hasta en un 75 % de los pacientes durante el estudio sistemático del funcionalismo respiratorio.[12] Sin embargo, en la mayoría de los casos, esta alteración no tiene un protagonismo clínico, pues puede pasar desapercibida en el contexto de la miositis aguda, y suele mejorar de forma paralela a la mejoría clínica del paciente y de su fuerza muscular. No obstante, hay que tener en cuenta dos situaciones clínicas específicas . La primera, cuando en un mismo paciente coexisten una neumopatía intersticial asociada a la enfermedad (por ejemplo, síndrome antisintetasa) junto a una insuficiencia ventilatoria debida a afectación diafragmática. En estas circunstancias puede ser extremadamente difícil discriminar qué parte corresponde a cada tipo de afectación: la intersticial y la diafragmática. La valoración juiciosa de la clínica del paciente junto a la práctica de exploraciones complementarias como la PIM y la TACAR ayudarán a tomar las decisiones adecuadas en cada caso. La segunda, cuando esta insuficiencia ventilatoria en el transcurso de la enfermedad o al inicio de la misma se acompaña de una insuficiencia respiratoria aguda y grave, por lo que se precisa implementar tratamientos de soporte como la ventilación mecánica no invasiva (ver más adelante) para dar tiempo a que actúen los diferentes fármacos administrados y evitar la intubación orotraqueal con el correspondiente riesgo de infecciones en un entorno de cuidados intensivos.[13]

3.3   Tratamiento recomendado

A continuación se comentan las principales estrategias terapéuticas en situaciones clínicas bien definidas.

3.3.1   Insuficiencia respiratoria ventilatoria aguda

La estrategia terapéutica a aplicar en pacientes con miositis que sufren insuficiencia respiratoria ventilatoria aguda y grave incluye la administración de glucocorticoides en pulsos diarios de 1 g durante tres días para seguir con 1 mg/kg/día, junto con IGIV (0,4g/kg/día, cinco días consecutivos), en ciclos mensuales, durante al menos seis meses en función de la evolución clínica y antagonistas de la calcioneurina (tacrolimus o ciclosporina A) a dosis habituales (ver neumonía intersticial aguda). Queda claro que en ocasiones y a la espera de que esta pauta haga efecto, la ventilación mecánica no invasiva con ventiladores de presión tipo Stellar™ResMed o de volumen tipo Vivo 40™ Breas es una estrategia útil que puede ayudar a salvar la vida al paciente, evitando la intubación orotraqueal y los problemas de ella derivados.[14]

3.3.2   *Insuficiencia ventilatoria crónica*

En este tipo de pacientes el principal reto es decidir cuándo está indicada la ventilación no invasiva, dada la aparente cronicidad de la situación. Estas indicaciones son todavía tema de debate y controversia entre neumólogos especialistas en ventilación no invasiva, pero existen situaciones que deben hacer pensar al clínico en la posibilidad de este tratamiento. El aumento de la presión de CO_2 en la gasometría arterial, una CVF inferior al 50 % en ausencia de patrón intersticial –es decir, debido a alteración diafragmática y, por tanto, con una PIM inferior al 30 %– o una disminución superior al 20 % de la CFV al pasar de ortostatismo a decúbito deben plantear al clínico la posibilidad de que el paciente necesite ventilación no invasiva y le obligarán a consultar al neumólogo especializado.

También es muy importante que los pacientes con miositis e insuficiencia ventilatoria crónica, aun cuando no precisen ventilación, aprendan a eliminar secreciones y a la tos. Este trabajo de fisioterapia respiratoria contribuirá mucho a evitar ingresos hospitalarios por descompensación en situaciones aparentemente banales como infecciones respiratorias por virus durante la época invernal.[15] Un calendario vacunal actualizado con las vacunas frente a neumococo y el virus de la influenza es también vital en este grupo de pacientes.

4   **Miocarditis**

4.1   *Definición del concepto*

La primera descripción de afectación cardiaca en un paciente con miopatía inflamatoria data del año 1899.[16] Desde entonces y hasta hace pocas décadas, el compromiso cardiaco se consideraba anecdótico en este grupo de enfermedades. Sin embargo, en los últimos años el número de casos detectados ha aumentado exponencialmente gracias a las técnicas de despistaje más sensibles y menos invasivas, utilizadas en algunos estudios de forma sistemática. Su frecuencia varía, según las series, entre un 6 y un 75 %, dependiendo del tipo y la definición de la afectación, de la forma de selección de los pacientes y de los métodos utilizados para el despistaje.[17,18]

El espectro clínico del compromiso cardiaco es muy variado e incluye trastornos del ritmo, fenómenos de vasoespasmo y vasculitis del árbol arterial que pueden producir isquemia transitoria o infarto, y el compromiso inflamatorio del miocardio.[19,20] Este último es el que conocemos como miocarditis, cuya incidencia y prevalencia, aunque bien reconocida, es desconocida.

Si bien la información publicada al respecto es escasa, la histopatología de la miocarditis es parecida a la objetivada en las biopsias de músculo estriado, con presencia de un infiltrado mononuclear perivascular y endomisial, y necrosis de miocitos.[21,22] Dicha inflamación puede tener predilección por el sistema de conducción (especialmente en pacientes con alteraciones del ritmo),[22,23] o bien los cambios histológicos pueden afectar predominantemente a los vasos, con alteración de la microvasculatura, proliferación de la íntima, esclerosis de la media y datos de vasculitis.[21,22,24,25]

4.2   Principales escenarios clínicos

Las manifestaciones cardiacas clínicamente evidentes y graves son infrecuentes. La más común es el fallo cardiaco, fruto de la presencia de disfunción ventricular, que se produce entre un 3 y un 45 % de los pacientes, si bien no existen estudios comparativos poblacionales.[21, 24-27]

La disfunción miocárdica puede presentarse de forma aguda, con compromiso sistólico grave en el contexto de una extensa inflamación del órgano. Clínicamente no se puede distinguir de una miocarditis secundaria a otras etiologías (vírica, tóxica, idiopática, etc). Aunque muy grave, esta forma de presentación es poco común.[19,20]

Los pacientes presentan más frecuentemente disfunción diastólica, con o sin signos de insuficiencia cardiaca, probablemente secundaria a la presencia de inflamación leve subaguda o subclínica que conduce crónicamente a la fibrosis del miocardio.[18] La prevalencia de esta manifestación puede alcanzar un 42 %, claramente superior a la estimada en la población general que se encuentra alrededor del 30 %.[18,27]

La miocarditis puede acompañarse de otras manifestaciones cardíacas como trastornos de ritmo[17-22], pericarditis[17,27,28], angina (normalmente por vasoespasmo) e infarto de miocardio.[24]

4.3 Aproximación diagnóstica

Todos los pacientes con miopatía inflamatoria deben ser valorados de forma individualizada para descartar compromiso cardiaco. El primer paso es la búsqueda de síntomas y signos de dicha afectación, seguida de la realización de un electrocardiograma, independientemente de la clínica, tanto en el momento del diagnóstico como de forma periódica durante el seguimiento. Globalmente, el electrocardiograma detecta alteraciones en un 15-80 % de los pacientes (mucho mayor que en la población general)[29] y puede revelar datos indirectos de afectación miocárdica subclínica.

En caso de que se sospeche la existencia de afectación miocárdica, puede ser de gran utilidad la determinación de marcadores de necrosis. La isoforma I de la troponina cardiaca es la más específica para detectar compromiso miocárdico, y más en pacientes con miopatía inflamatoria.[30] En cambio, las isoformas C y T son menos específicas, ya que pueden expresarse en el músculo estriado de los adultos que padecen diversas patologías musculares.[30] La subunidad cardiaca de la creatin kinasa (CK-MB) tampoco ofrece gran utilidad de forma aislada, ya que se encuentra sobreexpresada en el músculo estriado en fase de regeneración. En cambio, una ratio de CK-MB/CK total superior al 3 % ofrece una alta sensibilidad y especificidad para la detección de compromiso cardiaco.[30] Otro parámetro a considerar es la determinación del BNP o el pro-BNP como marcador de daño cardíaco.[20]

La determinación de los anticuerpos anti-miositis específicos para el diagnóstico o la valoración del riesgo de afectación cardiaca ofrece una utilidad limitada. Clásicamente se había correlacionado la positividad del anti-SRP *(signal recognition particle)* con la afectación miocárdica[31], si bien este hallazgo no se ha reproducido en otras series posteriores con mayor número de pacientes.[32,33]

En caso de que se sospeche la existencia de afectación miocárdica, se debe realizar siempre un ecocardiograma o una resonancia magnética cardíaca. Esta última es especialmente útil para detectar actividad inflamatoria, ya que presenta una mayor sensibilidad si se compara con el electrocardiograma o el ecocardiograma, incluso en pacientes paucisintomáticos.[34] Además, puede ser útil para la monitorización terapéutica.[34]

Por último, en los casos dudosos o en los que se necesite descartar otras etiologías, se puede considerar la conveniencia de realizar una biopsia endomiocárdica.[35]

4.4 *Tratamiento recomendado*

No existen estudios de intervención terapéutica específicamente orientados al tratamiento del compromiso cardiaco en las miopatías inflamatorias. Al igual que en la aproximación diagnóstica, la terapia se ha de individualizar en función de la clínica y los hallazgos de las pruebas complementarias.

En todos los pacientes con compromiso clínico grave (disfunción sistólica con signos de bajo gasto cardiaco) se deben administrar glucocorticoides a dosis altas (bolus de 250-1.000 mg de metilprednisolona endovenosa seguidos de prednisona 1 mg/kg/día). Además, al mismo tiempo, se debe asociar un inmunodepresor, si bien, como se ha comentado, no existen estudios comparativos que nos ayuden en la elección. Recomendamos utilizar ciclofosfamida en bolus endovenosos (15 mg/kg de peso, cada tres o cuatro semanas) o rituximab (1 g, en dos dosis separadas por quince días). Este último podría ser de elección en pacientes con determinados autoanticuerpos (SRP, Jo-1, TIF1-γ y Mi-2), aunque, en esta manifestación concreta, falta información que lo apoye de forma firme.[36] Además, como ocurre en otros pacientes con manifestaciones graves, debe considerarse la utilización de IGIV como una primera línea de tratamiento, si bien se han de emplear con precaución en pacientes con disfunción ventricular por la sobrecarga de volumen que producen. Por último, en los casos de disfunción cardiaca refractaria se puede considerar el soporte extracorpóreo transitorio asociado o no a trasplante cardiaco.[37]

4.5 Pronóstico

Las manifestaciones cardiovasculares constituyen la principal causa de muerte en el seguimiento a largo plazo de pacientes con miositis y son responsables del 10-20 % de los fallecimientos.[38, 39] Las formas agudas de miocarditis con compromiso hemodinámico grave presentan una altísima tasa de mortalidad a pesar del tratamiento.

5   Disfagia

5.1 Definición del concepto

La disfagia es la dificultad/imposibilidad de tragar. Está presente en el 38-84 % de los pacientes con miopatía inflamatoria. Su prevalencia y gravedad varían en función del momento evolutivo de la enfermedad y del subtipo histológico. Es más prevalente en la miopatía con cuerpos de inclusión (MCI).[40-42] Globalmente, es más frecuente que aparezca durante la evolución de la enfermedad, por progresión clínica o en el contexto de rebrotes, pero puede ser la primera manifestación o la única manifestación evidente en un 20-69 % de los pacientes (condicionada de nuevo por la entidad responsable).[40] Aunque la MCI es más frecuente en hombres, la disfagia como manifestación de inicio de esta entidad se produce más en mujeres.[43,44]

En estas entidades puede verse comprometida la musculatura oral, faríngea, laríngea o esofágica, lo que afecta principalmente a la fase oro-faríngea de la deglución. La inflamación histológica subaguda-crónica produce debilidad y fibrosis del tejido, con la disminución secundaria de la función y distensibilidad del músculo.[40]

5.2 Principales escenarios clínicos

Los pacientes con disfagia refieren tos o disnea al comer, dificultad para ingerir alimentos sólidos y secos, sensación de retención de la comida en la vía digestiva y necesidad de varias degluciones para eliminar la sensación de retención. Como signos pueden presentar voz nasal o ronca, regurgitación, déficit nutricional e infecciones pulmonares por aspiración alimentaria.[40-44]

En la exploración se puede objetivar acumulación del alimento en la faringe, retracción inadecuada de la lengua, escasa movilidad del paladar, elevación limitada de la laringe por contracción inadecuada y disfunción cricofaríngea por falta de relajación.[40-44]

Según la gravedad, la disfagia se puede estratificar en:

- Leve, cuando los síntomas se pueden paliar con medidas dietéticas.
- Leve-moderada, cuando se suma la necesidad de aumentar el tiempo para la ingesta.
- Moderada, cuando se añaden síntomas leves de aspiración.
- Moderada-grave, cuando los síntomas respiratorios son marcados.
- Grave, cuando no es posible la alimentación oral.[45]

Como factores clínicos y analíticos relacionados con la presencia de disfagia se han descrito: la debilidad en la exploración del músculo esternocleidomastoideo,[46] la coexistencia de una neoplasia en pacientes con dermatomiositis[46-49] y determinados autoanticuerpos miositis específicos, como el anti-SAE *(small ubiquitin-like modifier activating enzime)*[50] y el TIF-1γ *(transcriptional intermediary factor).*[46,47]

5.3   *Aproximación diagnóstica*

En función de la clínica y la gravedad, se debe valorar posibilidad de realizar una videofluoroscopia (véase la figura 2), una manometría faringoesofágica o una endoscopia nasofaríngea y digestiva alta para caracterizarla mejor. En algunos casos será conveniente descartar otros procesos asociados como puede ser un divertículo de Zenker (frecuente asociación), infecciones oportunistas (habitual en pacientes con tratamiento inmunosupresor) o una neoplasia (sobre todo en el caso de que la entidad de base sea una dermatomiositis).[40-44]

5.4   *Tratamiento recomendado*

Lo primero que se debe de tener en cuenta a la hora de tratar la disfagia en pacientes con miopatía inflamatoria es el subtipo histológico.

Los pacientes con dermatomiositis, polimiositis o miopatía necrosante inmunomediada deben recibir un tratamiento estándar de la enfermedad, teniendo en cuenta que la disfagia constituye una manifestación grave (si bien se ha de individualizar en función de los síntomas y signos que presente el paciente). En casos de disfagia moderada o grave, recomendamos iniciar (o aumentar si ya llevaba de base) un tratamiento glucocorticoideo con prednisona (mínimo 1 mg/kg de peso), precedido o no con bolus de metilprednisolona (de 250 a 1.000 mg/día durante tres a cinco días), y administrar infusiones de IGIV (400 mg/kg/día durante cinco días o 1g/kg/día durante dos días), además de un inmunodepresor. No existen estudios que nos informen de cuál es el inmunodepresor idóneo, así que se deber individualizar y tener en cuenta el resto de la clínica sistémica del paciente. Según nuestra experiencia, los antagonistas de la calcineurina (ciclosporia o tacrólimus) son bien tolerados y eficaces, y constituyen la primera línea de tratamiento junto a los glucocorticoides y las IGIV. En caso de persistir la disfagia grave o afagia, puede ser de gran ayuda implementar otros tratamientos locales como los comentados

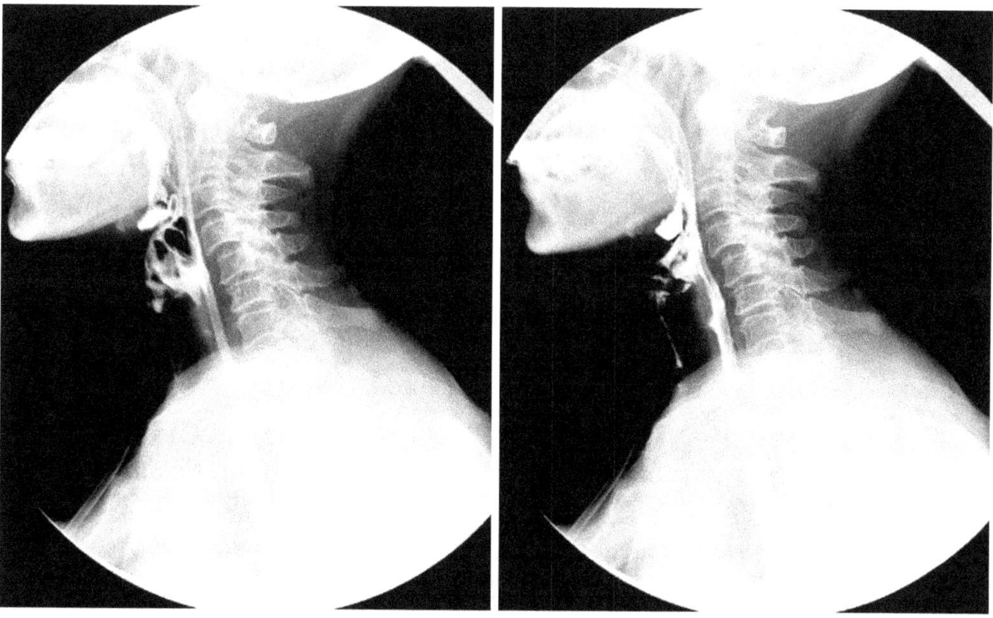

Figura 2. Estudio de videodeglución que muestra la retención del bolo en la faringe y el paso del contraste a la vía respiratoria en un paciente con brote de dermatomiositis.

más abajo (dilatación esofágica, toxina botulínica y miotomía cricofarinea) mientras se espera el efecto de los fármacos inmunodepresores. La presencia de sialorrea importante (> 1 l/día) debida a la disfagia grave o afagia comporta un importante riesgo de broncoaspiración de la misma saliva con posibilidad de infección, por lo que resulta útil administrar toxina botulínica en las glándulas salivales para reducir su producción.

En los pacientes con MCI, la respuesta al tratamiento inmunodepresor es decepcionante. En algunos estudios realizados con un número limitado de pacientes, la terapia con inmunoglobulina endovenosa ha demostrado una discreta mejoría de la disfagia, aunque no de la afectación muscular en otras localizaciones.[51,52] En estos pacientes, se deben valorar otros tratamientos locales en función del grado de afectación. Entre ellos figura la dilatación con balón, técnica barata, simple y poco invasiva, pero que ha de realizarse de forma repetida por recurrencia.[53] Otras terapias son la administración intralesional de toxina botulínica[54] y la miotomía cricofaríngea,[55] técnicas que en algunos casos resultan muy efectivas. De forma transitoria o permanente en algunos casos, se ha de valorar la necesidad de alimentar al paciente por sonda nasogástrica o de realizar una gastrostomía percutánea.[40,41]

Además, se deben implementar medidas dietéticas y terapias deglutorias compensatorias en todos los pacientes. La más utilizada es la «maniobra de Mendelsohn», que consiste en tragar tratando de prolongar al máximo la elevación de la laringe. Con este fin se le pide al paciente que coloque un dedo sobre el cartílago tiroides para notar la elevación de la laringe durante la deglución y que intente mantenerla elevada durante unos segundos. Esta elevación disminuye el riesgo de falsas vías al colocarse la laringe debajo de la lengua y permite una apertura prolongada del esfínter esofágico superior por tracción. Otras técnicas deglutorias que se pueden utilizar son la de la «resistencia frontal» y la de la «deglución supraglótica». En la primera, el paciente deglute a la vez que empuja la frente hacia adelante contra resistencia, lo que facilita la contracción de los músculos hioideos y la elevación de la faringe. En la segunda, se le pide al paciente que inspire, retenga el aire durante varios segundos, trague y finalmente tosa, maniobra que facilita el cierre de los pliegues vocales y la expulsión de los residuos de posibles falsas vías por aumento de la presión intrapulmonar.

5.5 Pronóstico

La disfagia en pacientes con miopatía inflamatoria disminuye de forma marcada la calidad de vida. El pronóstico se ve claramente afectado, con una mortalidad a un año que puede alcanzar el 30 %.[41]

Bibliografía

1. Raghu G, Collard HR, Egan JJ, et al. An Official ATS/ERS/ JRS/ALAT Statement: Idiopathic pulmonary fibrosis: evidence-based guidelines for diagnosis and management. Am J Respir Crit Care Med. 2011; 183: 788-824.

2. Sato S, Hoshino K, Satoh T, Fujita T, Kawakami Y, Fujita T, et al. RNA helicase encoded by melanoma differentiation-associated gene 5 is a major autoantigen in patients with clinically amyopathic dermatomyositis: Association with rapidly progressive interstitial lung disease. Arthritis Rheum. 2009; 60: 2193-200.

3. Labrador-Horrillo M, Martinez MA, Selva-O'Callaghan A, Trallero-Araguas E, Balada E, Vilardell-Tarres M, et al. Anti-MDA5 antibodies in a large Mediterranean population of adults with dermatomyositis. J Immunol Res. 2014; 2014: 290797.

4. Moghadam-Kia S, Oddis CV, Sato S, Kuwana M, Aggarwal R. Anti-Melanoma Differentiation-Associated Gene 5 Is Associated With Rapidly Progressive Lung Disease and Poor Survival in US Patients With Amyopathic and Myopathic Dermatomyositis. Arthritis Care Res (Hoboken). 2016; 68: 689-94.

5. Chen Z, Cao M, Plana MN, Liang J, Cai H, Kuwana M, et al. Utility of anti-melanoma differentiation-associated gene 5 antibody measurement in identifying patients with dermatomyositis and a high risk for developing rapidly progressive interstitial lung disease: a review of the literature and a meta-analysis. Arthritis Care Res (Hoboken). 2013; 65: 1316-24.

6. Muro Y, Sugiura K, Hoshino K, Akiyama M, Tamakoshi K. Epidemiologic study of clinically amyopathic dermatomyositis and anti-melanoma differentiation-associated gene 5 antibodies in central Japan. Arthritis Res Ther. 2011;13:R214.

7. Hall JC, Casciola-Rosen L, Samedy LA, Werner J, Owoyemi K, Danoff SK, Christopher-Stine L. Anti-melanoma differentiation-associated protein 5-associated dermatomyositis: expanding the clinical spectrum. Arthritis Care Res (Hoboken). 2013; 65: 1307-15.

8. Nakashima R, Hosono Y, Mimori T. Clinical significance and new detection system of autoantibodies in myositis with interstitial lung disease. Lupus. 2016; 25: 925-33.

9. Teruya A, Kawamura K, Ichikado K, Sato S, Yasuda Y, Yoshioka M. Successful polymyxin B hemoperfusion treatment associated with serial reduction of serum anti-CADM-140/MDA5 antibody levels in rapidly progressive interstitial lung disease with amyopathic dermatomyositis. Chest. 2013; 144: 1934-6.

10. Zou J, Li T, Huang X, Chen S, Guo Q, Bao C. Basiliximab may improve the survival rate of rapidly progressive interstitial pneumonia in patients with clinically amyopathic dermatomyositis with anti-MDA5 antibody. Ann Rheum Dis. 2014; 73: 1591-3.

11. Silveira MG, Selva-O'Callaghan A, Ramos-Terrades N, Arredondo-Agudelo KV, Labrador-Horrillo M, Bravo-Masgoret C. Anti-MDA5 dermatomyositis and progressive

interstitial pneumonia. QJM. 2016; 109: 49-50.

12. Teixeira A, Cherin P, Demoule A, Levy-Soussan M, Straus C, Verin E, et al. Diaphragmatic dysfunction in patients with idiopathic inflammatory myopathies. Neuromuscul Disord. 2005; 15: 32-9.

13. Selva-O'Callaghan A, Sanchez-Sitjes L, Muñoz-Gall X, Mijares-Boeckh-Behrens T, Solans-Laque R, Angel Bosch-Gil J, *et al.* Respiratory failure due to muscle weakness in inflammatory myopathies: maintenance therapy with home mechanical ventilation. Rheumatology (Oxford). 2000;39:914-6.

14. Clinical indications for noninvasive positive pressure ventilation in chronic respiratory failure due to restrictive lung disease, COPD, and nocturnal hypoventilation--a consensus conference report. Chest. 1999; 116: 521-34.

15. Benditt JO, Boitano LJ. Pulmonary Issues in Patients with Chronic Neuromuscular Disease. Am J Respir Crit Care Med. 2013; 187: 1046-55.

16. Oppenheim H. Zur dermatomyositis. Berl Klin Wochenschrift 1899; 36: 805-7.

17. Gottdiener JS, Sherber HS, Hawley RJ, Engel WK. Cardiac manifestations in Polymyositis. Am J Cardiol 1978; 41: 1141-9.

18. Gonzalez Lopez L, Gamez-Nava JI, Sanchez L, Rosas E, Suarez-Almazor M, Cardona-Muñoz C, et al. Cardiac manifestations in dermato-polymyositis. Clin Exp Rheumatol 1996; 14: 373-9.

19. Lundberg IE. The heart in dermatomyositis and polymyositis. Rheumatology (Oxford) 2006; 45: iv18-21.

20. Danieli MG, Gelardi C, Guerra F, Cardinaletti P, Pedini V, Gabrielli A. Cardiac involvement in polymyositis and dermatomyositis. Autoimmun Rev. 2016; 15: 462-5.

21. Denbow CE, Lie JT, Tancredi RG, Bunch TW. Cardiac involvement in polymyositis. Arthritis Rheum 1979; 22: 1088-92.

22. Haupt HM, Hutchins GM. The heart and cardiac conduction system in polymyositis-dermatomyositis: a clinicopathologic study of 16 autopsied patients. Am J Cardiol 1982; 50: 998-1006.

23. Lightfoot PR, Bharati S, Lev M. Chronic dermatomyositis with intermittent trifascicular block. Chest 1977; 71: 413-6.

24. Oka M, Raasakka T. Cardiac involvement in polymyositis. Scand J Rheumatol 1978; 7: 203-8.

25. Stern R, Godbold JH, Chess Q, Kagen LJ. ECG abnormalities in Polymyositis. Arch Intern Med 1984; 144: 2185-9.

26. Bohan A, Peter JB, Bowman RL, Pearson CM. Computer-assisted analysis of 153 patients with polymyositis and dermatomyositis. Medicine 1977; 56: 255-86.

27. Taylor AJ, Wortham DC, Burge JR, Rogan KM. The heart in polymyositis: a prospective evaluation of 26 patients. Clin Cardiol 1993; 16: 802-8.

28. Hochberg MC, Feldman D, Stevens MB. Adult onset polymyositis/ dermatomyositis: an analysis of clinical and laboratory features and survival in 76 patients with a review of the literature. Sem Arthritis Rheum 1986; 15: 168-78.

29. Stern R, Godbold JH, Chess Q, Kagen LJ. ECG abnormalities in polymyositis. Arch Intern Med 1984; 144: 2185-9.

30. Kiely PDW, Bruckner FE, Nisbet JA, Daghir A. Serum skeletal troponin I in inflammatory muscle disease: relation to creatine kinase, CKMB and cardiac troponin I. Ann Rheum Dis 2000; 59: 750-1.

31. Love LA, Leff RL, Fraser DD, Targoff IN, Dalakas M, et al. A new approach to the classification of idiopathic inflammatory myopathy: myositis-specific autoantibodies define useful homogeneous patient groups. Medicine 1991; 70: 360-74.

32. Hengstman GJ, ter Laak HJ, Vree Egberts WT, Lundberg IE, Moutsopoulos HM, Vencovsky J, et al. Anti-signal recognition particle autoantibodies: marker of a necrotising myopathy. Ann Rheum Dis 2006; 65: 1635-8.

33. Kao AH, Lacomis D, Lucas M, Fertig N, Oddis CV. Anti-signal recognition particle

autoantibody in patients with and patients without idiopathic inflammatory myopathy. Arthritis Rheum 2004; 50: 209-15.

34. Allanore Y, Vignaux O, Arnaud L, Puéchal X, Pavy S, Duboc D, et al. Effects of corticosteroids and immunosuppressors on idiopathic inflammatory myopathy related myocarditis evaluated by magnetic resonance imaging. Ann Rheum Dis 2006; 65: 249-52.

35. Riemekasten G, Opitz C, Audring H, Barthelmes H, Meyer R, Hiepel F, et al. Beware of the heart, the multiple picture of cardiac involvement in myositis. Rheumatol 1999; 38: 1153-7.

36. Aggarwal R, Oddis CV, Goudeau D, Koontz D, Qi Z, Reed AM, et al. Autoantibody levels in myositis patients correlate with clinical response during B cell depletion with rituximab. Rheumatology (Oxford). 2016 Jun; 55(6): 991-9.

37. Afzal A, Higgins RS, Philbin EF. Heart transplant for dilated cardiomyopathy associated with polymyositis. Heart 1999; 82: e4.

38. Danko K, Ponyi A, Constantin T, Borgulya G, Szegedi G. Long-term survival of patients with idiopathic inflammatory myopathies according to clinical features: a longitudinal study of 162 cases. Medicine 2004; 83: 35-42.

39. Danieli MG, Gambini S, Pettinari L, Logullo F, Veronesi G, Gabrielli A. Impact of treatment on survival in polymyositis and dermatomyositis. A single-centre long-term follow-up study. Autoimmun Rev 2014; 13: 1048-54.

40. Oh TH, Brumfield KA, Hoskin TL, Stolp KA, Murray JA, Bassford JR. Dysphagia in inflammatory myopathy: clinical characteristics, treatment strategies, and outcome in 62 patients. Mayo Clin Proc 2007; 82: 441-7.

41. Williams RB, Grehan MJ, Hersch M, Andre J, Cook IJ. Biomechanics, diagnosis, and treatment outcome in inflammatory myopathy presenting as oropharyngeal dysphagia. Gut 2003; 52: 471-8.

42. Ebert EC. Review article: the gastrointestinal complications of myositis. Aliment Pharmacol Ther 2010; 31: 359-65.

43. Maugars YM, Berthelot JM, Abbas AA, Mussini JM, Nguyen JM, Prost AM. Long-term prognosis of 69 patients with dermatomyositis or polymyositis. Clin Exp Rheumatol 1996; 14: 263-274.

44. Oh TH, Brumfield KA, Hoskin TL, Kasperbauer JL, Basford JR. Dysphagia in inclusion body myositis. Am J Phys Med Rehabil. 2008; 87: 883-889.

45. Ali GN, Wallace KL, Schwartz R, et al. Mechanisms of oral-pharyngeal dysphagia in patients with Parkinson's disease. Gastroenterology 1996; 110: 383-92.

46. Mugii N, Hasegawa M, Matsushita T, Hamaguchi Y, Oohata S, Okita H, et al. Oropharyngeal Dysphagia in Dermatomyositis: Associations with Clinical and Laboratory Features Including Autoantibodies. PLoS One. 2016 May 11; 11(5): e0154746.

47. Casal-Domínguez M, Pinal-Fernández I, Mego M, Accarino A, Jubany L, Azpiroz F et al. High resolution manometry in patients with idiopathic inflammatory myopathy: Elevated prevalence of esophageal involvement and differences according to autoantibody status and clinical subset. Muscle Nerve.2016 (in press).

48. Ponyi A, Constantin T, Garami M, Andras C, Tallai B, Vancsa A, et al. Cancer-associated myositis: clinical features and prognostic signs. Ann N Y Acad Sci 2005; 1051: 64-71.

49. Azuma K, Yamada H, Ohkubo M, Yamasaki Y, Yamasaki M, Mizushima M, et al. Incidence and predictive factors for malignancies in 136 Japanese patients with dermatomyositis, polymyositis and clinically amyopathic dermatomyositis. Mod Rheumatol 2011; 21: 178-83.

50. Betteridge ZE, Gunawardena H, Chinoy H, North J, Ollier WE, Cooper RG, et al. Clinical and human leucocyte antigen class II haplotype associations of autoantibodies to small ubiquitin-like modifier enzyme, a dermatomyositis-specific autoantigen target, in UK Caucasian adult-onset myositis. Ann Rheum Dis. 2009; 68: 1621-5.

51. Cherin P, Pelletier S, Teixeira A, et al. Intravenous immunoglobulin for dysphagia of

inclusion body myositis. Neurology 2002; 58: 326-327.

52. Dalakas MC. Controlled studies with high-dose intravenous immunoglobulin in the treatment of dermatomyositis, inclusion body myositis, and polymyositis. Neurology.1998; 51: S37-45.

53. Murata KY, Kouda K, Tajima F, Kondo T. Balloon dilation in sporadic inclusion body myositis patients with Dysphagia. Clin Med Insights Case Rep 2013; 6: 1-7.

54. Schneider I, Thumfart WF, Pototschnig C, Eckel HE. Treatment of dysfunction of the cricopharyngeal muscle with botulinum A toxin: introduction of a new, noninvasive method. Ann Otol Rhinol Laryngol. 1994; 103: 31-35.

55. Berg HM, Persky MS, Jacobs JB, Cohen NL. Cricopharyngeal myotomy: a review of surgical results in patients with cricopharyngeal achalasia of neurogenic origin. Laryngoscope. 1985; 95: 1337-1340.

9 788416 171330